中公新書
ラクレ
264

茂木健一郎

それでも脳はたくらむ

中央公論新社

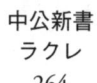

まえがき――人生は、事態が全て把握できないままに進んでいくものである

人間の脳は実に素晴らしい。私たちの意識を生み出してくれる。記憶をたくわえてくれる。体験を整理して、つなぎ合わせ、時に素晴らしい発想をつくり出してくれる。「私は一体何ものか」という根源的、存在論的不安を抱かせてくれる。環境の変化に応じた柔軟な対応を担ってくれる。

だが、いかんせん、私たちは脳の「取り扱い説明書」を持っていない。これほど大切な脳なのに、一体どう使うのが良いのか、誰も知らないのである。〝脳のトリセツ〟に何が書かれているのか知らないままに、私たちは何となく生きている。もちろん、どう使ったら良いかわかったところで、脳は必ずしも思う通りには働いてくれない。自分の脳が、自分で歯がゆくてしかたがないという人も多いだろう。実は、私もその一人である。

脳をどう使うのがベストかわからないとは言いながら、現時点ではっきりしていることがある。それは、脳を駆動するのは「意欲」だということである。よりよく生きたいという欲求。おいしいものを食べたいという願望。明日は愉しい一日にしたいという思い。思い描く

理想の人への憧れ。そのような生きる意欲こそが、私たちの脳を駆り立て、活性化させるのである。

いかに、意欲を育むか。実は、これが一番難しい。どんなに苦労したとしても、「生きる」パッションを失わなければ人生は大丈夫である。一方で、情熱を失ってしまっては、脳はうまく働かなくなってしまう。子どもの教育に携わる親ならば、いかにわが子に「やる気」を起こさせるのが難しいことか、身に沁みてわかっていることだろう。

◇

脳の抱く欲望が面白く奥深いのは、自分が何を求めているのか自身でも把握しきれないという点である。もちろん、「目の前にあるおいしい食べものに手を伸ばしたい」とか、「憧れの新作映画を観たい」とか、その類の欲望は自分でも認識しやすい。現代の社会においては、そのようなわかりやすい欲望がもてはやされる。

その一方で、人間には、なぜ自分がそうしているのかわからない行動も多い。誰かを好きになる時、その理由がわかっているとは限らない。わかった時には、下手をすれば恋は冷めてしまっている。一般に、人間は自分が何に駆り立てられているのかわからない時に、一番遠くまでいくことができる。そもそも、生きたいという衝動さえ、誰にもその究極の理由などわかるわけではないのである。

コンビニの冷蔵庫のドアを開けて、飲み物を選ぶのに使っている時間は大体二秒だそうである。この短い時間に商品特性を全て把握し、コストを計算し、最も経済合理性のある選択をすることは不可能である。ましてや、自分がなぜこの飲み物を選んでいるのか、その理由の全てを意識することはできない。どうやら、脳は私たちが気付かないうちに、無意識のプロセスの中で様々に計算し、計画し、実行しているらしいのである。

◇

私たちは〝脳のトリセツ〟を持っていない。生きる上での行動の最適解など、そう簡単にはわからない。一体、何を考えているのか。感じているのか。事態が全ては把握できないいまま、人生は進んでいく。

それでも脳はたくらむ。脳が何かをたくらみ、自然に意欲を抱くようにし向けてくれるからこそ、私たちは生きることができる。

一体、脳は何をたくらんでいるのか。人生に向き合い、脳を探究し、自らの経験を振り返ってみる。そのような営みの中に、少しずつたくらみの正体が見えてくるだろう。

そこには、私たちの生命そのものの姿が映し出されているに違いない。

目次

第四章　脳も癒しを求めている 115

第五章　「わかりやすさ」が生命力を奪う　149

イラスト／茂木ユーカリ
本文ＤＴＰ／市川真樹子

第一章　体験はひとつも無駄にならない

脳学事始 vol.1

意味と無意味の狭間で

人生において、ふとした大きな気付きが訪れた瞬間というのは、いつまでも覚えているものである。その時、私たちは「一回性」の階段をまた一つ上る。

気付きは脳にとっては常に喜びとなるが、時には、情けない「発見」もある。ある時、コンクリートミキサー車が走るのを見ていて、「ああ、そうか。あれはコンクリートが中で固まらないように回っているのか」と気付いた。何を当たり前のことを今更、と思われるかもしれないが、私がその「当然」のことに気付いたのは、大学生の時だったのである。それまで、ミキサー車が走っていても、ただ何となくぼんやり眺めていたのだろう。もっとも、私の場合、ぼんやりと言ってもいささか度が過ぎているのかもしれない。

高校生の時、「エクアドル」という国名は「赤道」のことだと突然気付いた。後に、私たちの学年の大学入試センター試験（当時は「共通一次試験」と呼ばれていた）で全国一位になった大秀才のクラスメイトにそのことを言ったら、彼は「そうか。自分で気付きたかった！」と悔しがっていた。へへへ、と少しうれしかった。

このように、人生には大小様々な気付きがあるが、今でも心に残るのは、大学院生時代、東京は上野の不忍池のほとりを友人と歩いていた時のことである。冬の寒い盛り。私は少し熱気味で、コートの襟を立てながら、早口でわが親友にまくしたてていた。

「この宇宙の真理を明らかにする究極の哲学ができたとして、それがＡ４一枚の紙に書かれたとする。そうしたら、それは所詮は文字の羅列だろう。高校生の時の私が書いた拙い日記も、やはり文字だ。同じ文字が並んでいるのに、どうして一方は究極の哲学となり、一方は拙い日記になるのか。果たして、意味はどこにあるのか。紙の上のインクの染みにあるのか、それとも人間社会の関係性の中にあるのか」

私が熱心に話していたのは、当時気付いたばかりの意味の危うさについての問いだった。

意味は一体どこにあるのか。

意味の所在は、突きつめると宇宙全体に広がってしまうのか。

哲学を志していた私の畏友は、ヴィトゲンシュタインがどうの、記号論理学がどうのと不可思議な言葉を並べたが、どうやら彼も、「意味がどこにあるのか」という大問題の答えは持っていないようだった。

あれからたくさんの水が橋の下を流れたが、「意味は不思議である」という思いは変わらない。脳の仕組みとして、「意味」がどのように成り立っているのかも、解明されていない。

国際的に活躍する美術作家・村上隆さんは、東京藝術大学大学院に提出した博士論文のタイトルを「意味の無意味の意味」とした。まさに、「意味」の根底には無意味の暗闇が広がっている。そのことに気付くだけで、生きることの味わいは格段に深まる。

謎あってこそ輝く命。人生の意味など「わかってしまった」と思いこむのはもったいない。

蝶取り少年には不思議な能力がある

現代人は文明に守られて生きているから、本来人間に備わっている様々な能力が落ちてきてしまっている。

それだけに、特に、子どもの頃はできるだけ自然に親しんで育ったほうがいいと思う。都会の子どもは、毎日というわけにもいかないから、せめて年に一日でも、大自然の中で身体を思い切り動かしたらどうか。脳は、たった一回の経験からも多くのことを学ぶことができる。一日だけの経験でも、多くの学びを得るのだ。

私自身は、子どもの頃は蝶を追いかけるのに夢中だった。近所の大学生のお兄さんに手ほどきを受けて、小学校に上がる前から専門家気取りで網を振り回していた。あの頃、蝶を求めて自然の中を彷徨ったことから受けた恩恵は数限りないと思うが、それを具体的な言葉に

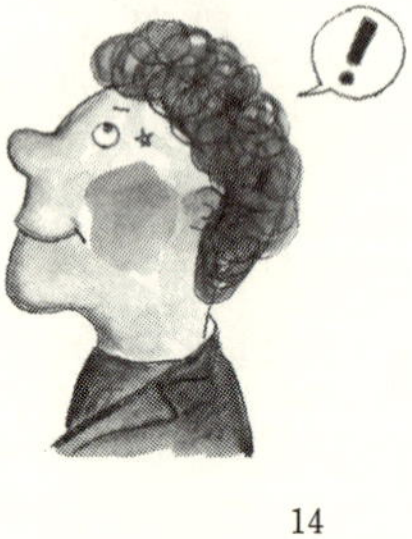

するのは案外難しく、最近になっても、「ああ、そうだったか」と思い至ることが多々ある。

たとえば、網を持って、どこから飛んでくるかわからない蝶を待っている時の独特の感覚。とにかく、何が飛び出すかわからないから、常に神経を張り巡らせていた。珍しい蝶が飛んできたら、すぐに反応しなければならない。しばしば勝負は一瞬で決まる。なにしろ、一秒以下のタイミングの違いで、欲しくてたまらない蝶を取り逃すこともあるのだ。

宝物のような蝶が、私の網を逃れて、青空にキラキラと飛んでいき、やがて消えてしまうのを見送っている時の悔しさ。今度こそ。またいつか。そんな思いが胸に去来する。激しくも切ない感情の起伏の中で、私は多くのことを学んだように思う。

身につけたことの一つは、未知の何かを求める姿勢のようなものである。大人になった今でも、「人生に新しい展開をもたらす何ものかが、どこからかやってこないか」と待ちかまえている感覚が、確かにある。「セレンディピティ」（偶然に出会う幸運）を生かす上で、感性のアンテナを立てておくことは大切なことだと思うが、そのために必要な能力を、子どもの頃の蝶の採集で鍛えられたように思うのである。

コンピュータやインターネットなどの情報メディアは、現代生活に欠かせない。しかし、そのような人工的な世界の体験だけだと、いつ来るかわからない未知との出会いを生かすための感覚は育まれない。

「野生の勘」を育むには、自然の中で様々なことを体験するのが一番である。自然は驚きに満ちている。どんなに予想を立てていても、必ず裏切られる。人間がつくったコンピュータやインターネットの振れ幅よりも、自然の変化のほうが大きいのだ。

今、蝶を追いかけていた子どもの頃を振り返ると、「何かを待つ」という感覚以外にも、随分たくさんのことを学んだと思う。「脳を鍛える」という視点から見て、自然の中の体験がもたらす世界は実に奥深い。

夏の休暇を利用して、山梨県のリゾートに出かけたことがある。そこから車で二〇分ほどのところに、子どもの頃の私にとっての「聖地」があった。日本の国蝶であるオオムラサキが多く棲息することで知られる、中央本線日野春《ひのはる》駅周辺の雑木林である。

オオムラサキは、力強く飛ぶ大型の蝶で、オスは羽が紫色に光っている。エノキを食草として発生し、クヌギの樹液にやってくる。クワガタムシやカブトムシと競うように樹液を吸うその姿は、まさに「王者」の風格を漂わせ、美しい。私が子どもの頃は多くの昆虫少年の憧れだった。

以前は東京周辺の雑木林でも見られたというが、環境の変化によって姿を消してしまった。

いつしか「オオムラサキを見るなら、日野春へ」と言われるようになっていたのだ。

初めてこの周辺を訪れた時は、胸がドキドキしたものだった。オオムラサキだけではなく、他に多くの昆虫が棲息している日野春周辺の雑木林は、少年の私にとって天国のような場所に思えた。

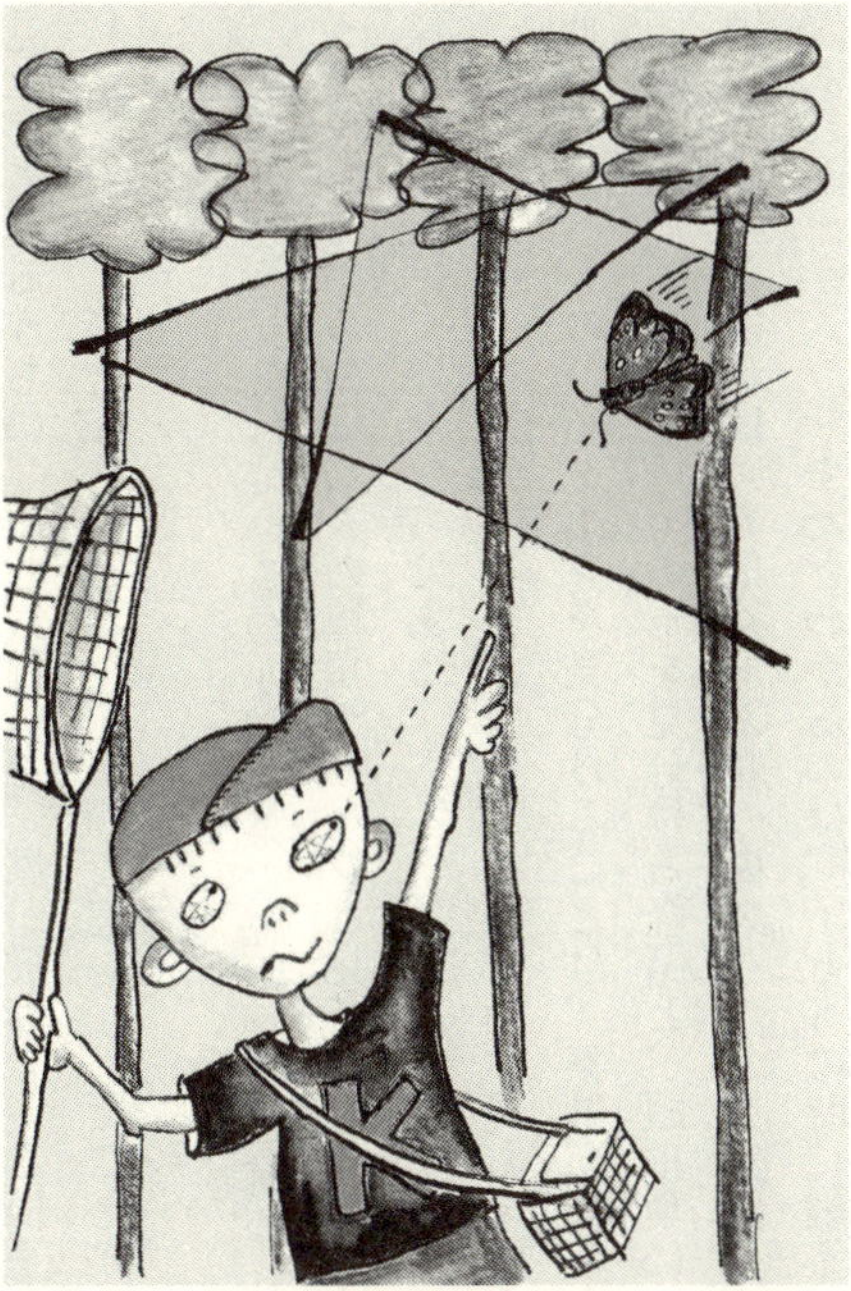

久しぶりに訪れてみると、相変わらずオオムラサキたちは健在だった。その飛ぶ姿は、図鑑で見るだけでは想像できないような印象である。やや土色がかったオレンジ色の影が、木の梢のあたりを飛んでいる。似たような蝶は幾つかいるが、オオムラサキが飛ぶ時の姿は独特だ。

「そうそう、この感じ！」と

見上げているうちに、ふと気付いた。蝶が飛んでいる様子で種類を見分けるということは、私にとっては当たり前のことだが、蝶を追いかけたことがない人には、不思議な芸当に見えるに違いない。

実際、どう見分けているのか、言葉で説明しろと言われると、案外難しい。「ああいうふうに飛んでいるのは、この種類」とパッと見てわかってしまうのだが、それは子どもの頃、蝶を追いかけていたからである。

なるほど、蝶を見分けることは、すなわち動体視力を鍛えることであったかと納得した。動いているもののパターンを見分けることは、案外、高度な脳の働きである。大脳皮質の後頭葉から側頭葉にかけての形を見分ける経路と、頭頂葉にかけての動きを見分ける経路が協調して働かなければ、素早く飛ぶ蝶の姿をそれと見分けることはできない。

あれがオオムラサキだとわかるのは、子どもの時に鍛えたお陰なのか……。

日野春の雑木林で幼い日々を振り返りながら、私は自然に接することの恵みの奥深さに思いを寄せたのである。

生《なま》の体験が大切な本当の理由

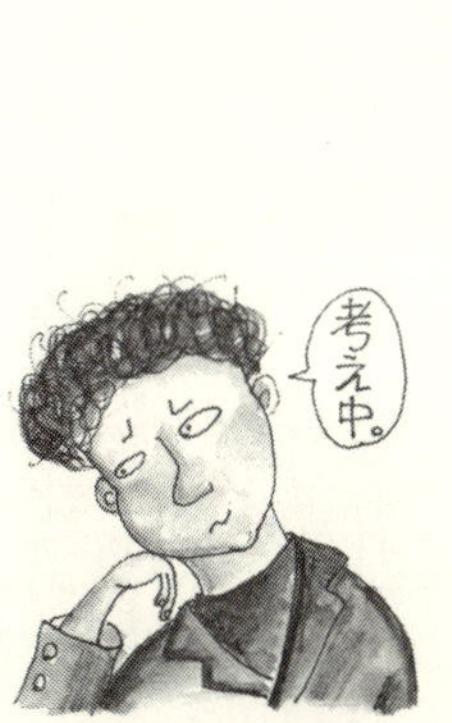

世間では、本や映像を通して得る知識よりも、「生の体験」のほうが大事だとしばしば言われる。

確かに、単に他人から聞いて知ったことよりも、自分自身で体験したことのほうが魂の栄養になることは事実である。いわゆる学校の「優等生」や「秀才」が物足りないのも、生の体験が足りないからだと思われる。社会に出てからの実務経験が人を育てる。教科書の知識だけを通して社会をイメージしていても、限界があるのだ。

二〇〇六年に生誕二五〇周年を迎えたモーツァルトも、その天才が開花したのは、幼少の頃から当時の宮廷における音楽の現場に接するという生の体験があったからだと考えられる。いくら英才教育とはいっても、音楽家が人びとの前で演奏する現場から離れ、「囲い込まれた」人工的な場所だけで鍛えられるのでは限界がある。〝モーツァルトの天才〟は、当時の音楽シーンにおける生の体験によって鍛えられたのである。

何が起こるかわからない複雑怪奇な現代社会を生き抜く。そのためには、生の体験が必要である。ここまでは多くの人が同意したとしても、では、生の体験の本質とは一体何なのかと、改めて問われると考え込んでしまうのではないか。どうしたら、いわゆる「お勉強」を超えた体験を深めることができるのか、その方法論がわからないというのが多くの人びとの実感ではなかろうか。

生の体験の意義として、「自分の身体を実際に動かす」ということが言われる。確かに、手足を使って何かをするということが、脳にとって格段の刺激になることは事実である。稲作について教科書でいくら学んだとしても、実際に田植えをしてみるという経験にはかなわない。どんなに知識を積み上げたとしても、そこから予想されることを裏切る要素が、必ず生の体験の中にはある。そのような意味で、身体を動かすことが私たちに深い学びをもたらしてくれることは、疑いのないところである。

しかし「身体を動かす」ということだけで、生の体験の意義が説明し尽くせるわけではない。脳の中の「記憶」という視点から見ると、生の体験にはきわめてユニークな特性がある。

それは、生の体験には、特定の意味に整理される以前、すなわち「編集前」のノイズが豊富に含まれているということである。

書物や映像を通して得られる知識は、誰かがすでに整理し、編集してくれたものである。そのような情報源を通して学ぶことは効率が良いし、必要なことではある。その一方で、自分で工夫し、言葉にならないものを何とか言葉にしていくという能動的な側面に欠けてしまうことになる。

体験の記憶は、脳の大脳皮質の側頭葉に蓄えられる。脳に蓄積された記憶は長い年月をかけて徐々に編集され、その中で次第に「意味」が立ち上がっていく。最初から「意味」を与えたり、押しつけたりするのではなく、様々なノイズに満ちた生の体験から、自ら「意味」を見いだす編集作業こそが、私たちの脳を本当の意味で鍛える。

モーツァルトが置かれていた当時の宮廷の状況を想像してみよう。音楽を演奏している現場は、様々な余計なもの、猥雑な出来事に満ちていたに違いない。あまり熱心に音楽を聴かずに、あくびをしている貴族。やる気がなさそうに演奏している音楽家。突然、王様が入ってきて、演奏が中断されてしまったかもしれない。そのような生の現場だけが持つノイズが、モーツァルトの脳を鍛えた。現代人のように、完璧な演奏を録音で聴いているだけでは、能

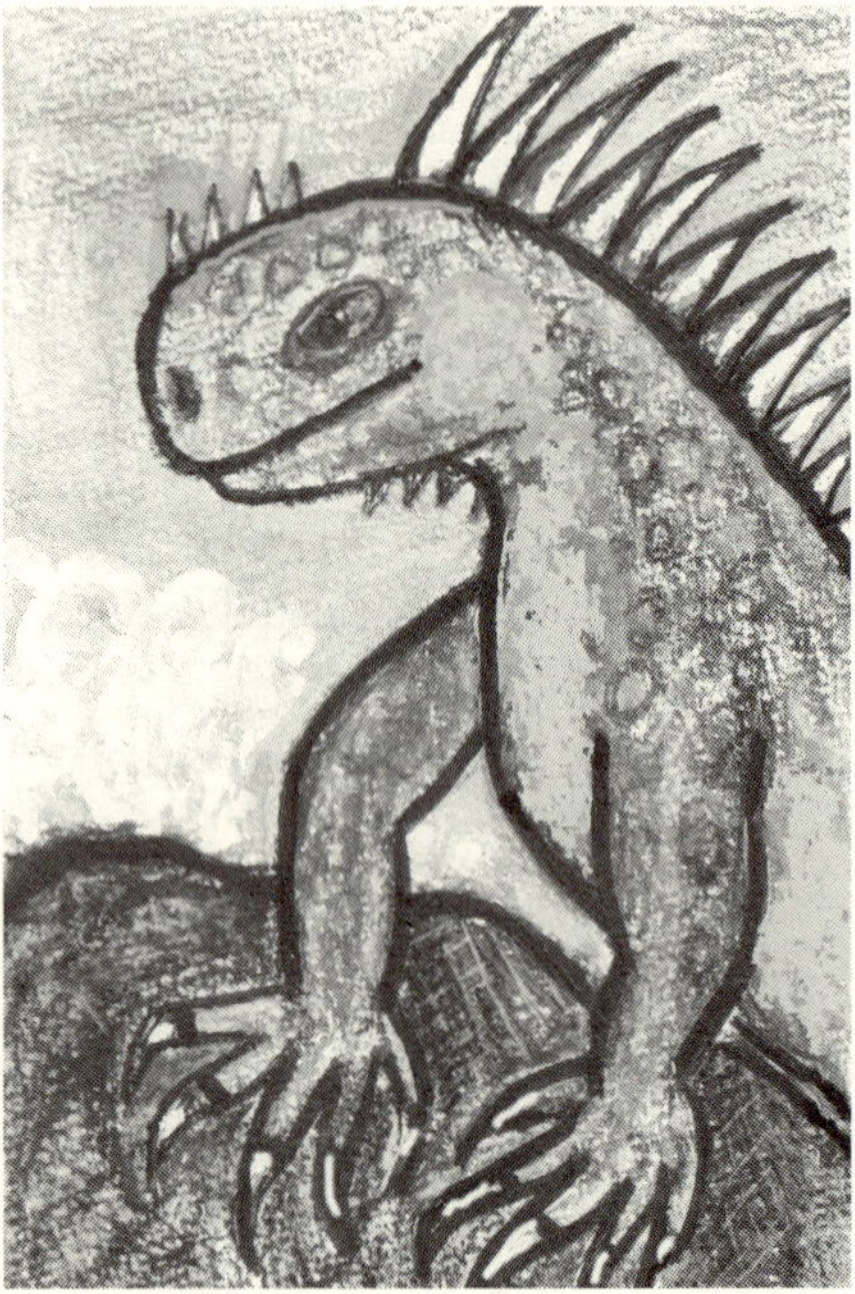

動的に意味を見いだす脳の力を引き出すことはできないのである。

　地球上の生物がどのように進化してきたのか、その根本を解き明かす「進化論」を生み出したチャールズ・ダーウィンも、生の体験によって鍛えられた。大学卒業後、「ビーグル号」で航海し、大自然に息づく様々な動物の姿を観察した。とりわけ、ガラパゴス諸島で奇妙な生きものたちに出会ったことが、「進化論」の誕生のための大切な「脳の栄養」になった。

　今日、私たちはダーウィンによる「突然変異」や「自然淘汰」といった考え方を常識として持っているから、ガラパゴスに行っても、そのようなフィルターを通して見てしまう。一方、若きダーウィンは、そのような理屈なしに、様々なわけのわからないことに満ちた生の体験の中で、ウミイグアナ、ゾウガメ、フィンチ、グンカンドリを始めとする奇妙な動物たちと接したのである。

ダーウィンの体験の中には、進化論とは関係ない、様々なノイズがあったに違いない。青年らしい悩みもあっただろう。そのような生の現場の混乱の中から、ダーウィンは進化論という「意味」を摑んだ。

だから、青年ダーウィンの物語は、科学的発見のエピソードとしての意義を超え、人間ドラマとしても感動的なのである。

すぐには意味がわからないノイズに満ちた生の体験の中に飛び込み、そこから自分で意味を見つけることこそが、本当の意味で脳を育む。誰かが整理してくれた知識を鵜呑みにするだけでは、物足りない。

現代は情報過多で、私たちはついつい、様々なフィルターを通して世界を見てしまう。子どもへの最高の贈り物は、生の体験をさせること。もちろん、自分たちもフィルターの内側に立て籠もって目を曇らせないように心がけよう。

「羽生将棋」は失敗学でできている

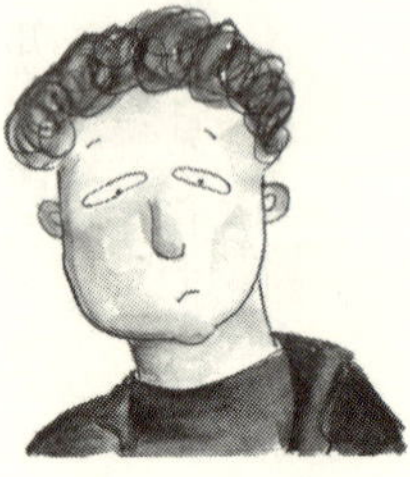

　将棋の羽生善治《はぶよしはる》さんとテレビ番組の収録や、本のための対談で何回かお話しする機会があった。
　羽生さんは、言うまでもなく誰もが認める将棋の天才である。当時の最年少記録である一九歳で初タイトルを獲得した。その後、全てのタイトルを独占する「七冠」を達成するなど、前人未到の記録を数々打ち立て、三七歳になった今でもトップ棋士として活躍されている。髪の毛の「寝ぐせ」がトレードマークになるなど、飾らないその人柄は、親しみが持てる。人気があるのも当然だろう。
　歩く時の羽生さんは、「羽生まっしぐら」とでも表現したいような、前のめりの、どこを見るでもない表情で早足で前に進んで行く。何事も「見かけ」ばかりを大事にする現代において、将棋という「目に見えない」世界を幻視している羽生さんの視線は独特だ。

「将棋は、いつでもどこでも考えられるから、困ってしまうんですよね」

と、羽生さんは言う。

将棋の対局は、将棋の駒や盤面を使わないと無理じゃないか、と言う人がいるかもしれない。しかし、それは素人の考え方というものである。その気になれば、頭の中で将棋盤や駒をイメージして、対局を進めることができる。歩いていても、食事をしている時でも、その気になればいつでも将棋について考え始めることができる。まさに目に見えない世界を幻視しているのだ。

棋士の記憶力がすごい、ということは半ば常識として知られているようだ。テレビの早指し将棋などで、終了後、もう一度やすやすと最初から並べ直している様子を見かけた人も多いだろう。

ところが、羽生さんから、もっと凄まじい話を聞いた。羽生さんが最大のライバルと見なしている谷川浩司《たにがわこうじ》さんとの対局について聞いた時である。今まで一六〇局くらい打っているが、二人とも、対局が棋譜として後世に残るということを互いに意識しているので、「谷川さんとの対局で一度現れた局面は二度と出ないように気を付けて打っている」というのである。

「えっ、それは、つまり、谷川さんとの一六〇局を、全て覚えていて、指しながらその記憶を参照しているということですか？」

私は驚いて羽生さんに聞いた。

「それはそうです」

羽生さんは、事もなげに言う。

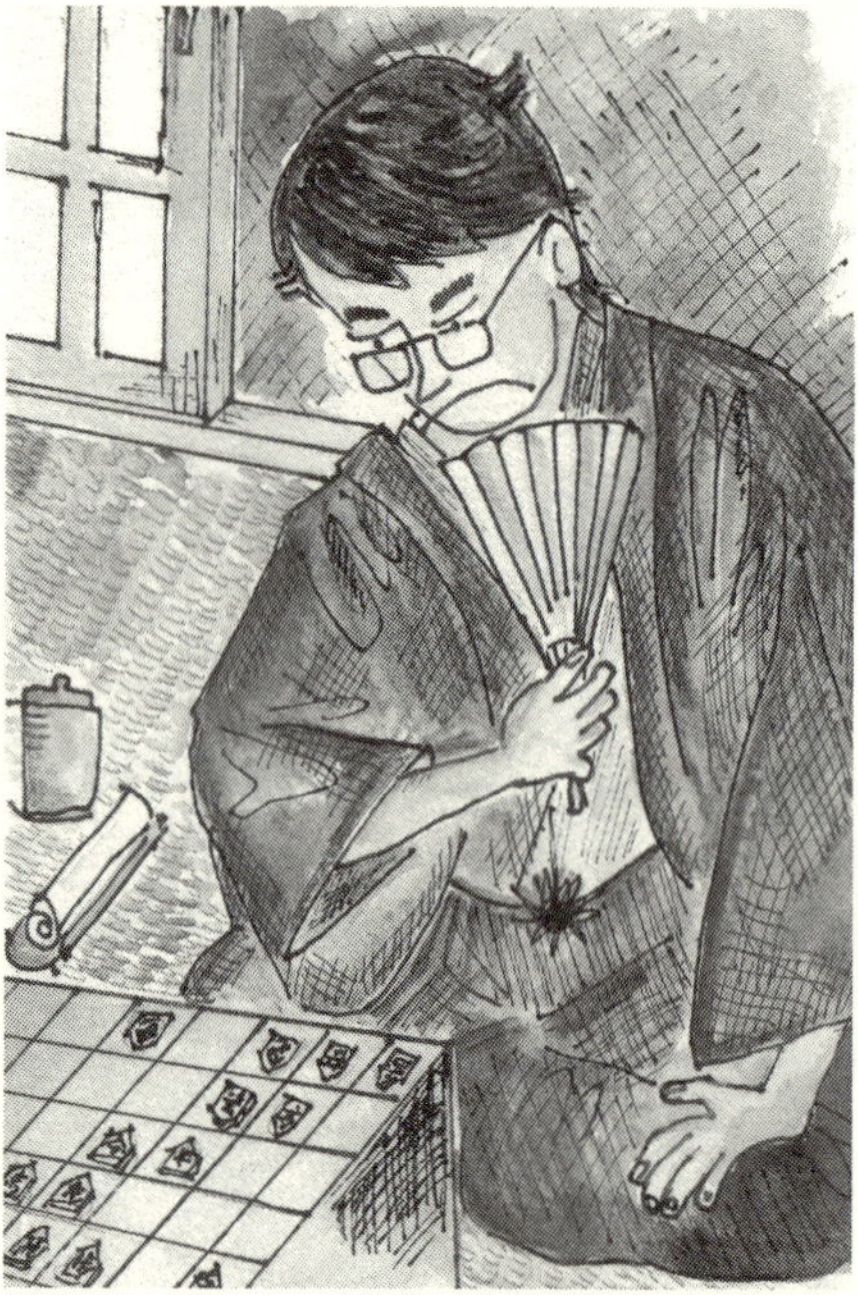

棋士の記憶力が驚異的だと聞いていたが、さすがにそこまでだとは、羽生さんに直接伺うまで思いもしなかった。

人間の脳の記憶力としては、確かにそのような能力があってもおかしくない。円周率を何万桁も覚えている人がいるように、素質や努力によって、記憶力を高めることは可能である。

羽生さんの発言が意外だったのには、もう少し深い理由《わけ》がある。人間の知性のメカニズムを理解し、それを人工的に再現しようという認知科学や人工知能の研究から明らかになってきたのは、人間の知能は単なる記憶のデータベースや、それに基づくルールでは説明できないということであった。

そこで浮かび上がってきたのは、「直観」の働きだった。自らの直観に従い、指し手を決断する能力は、コンピュータのようなデータとルールの組み合わせだけでは再現できないというのが、研究者たちが達した結論だった。

羽生さん自身に『決断力』という著書があるが、指し手を決断するプロセスは、まさに無意識から来る直観に支えられているというのが、ここのところの認知科学の研究者たちの間での常識だった。ところが、羽生さんは、さらに高度なことをしている。無意識の直観で手を指すのはもちろんのこと、驚異的な記憶力で覚えている過去の対局のデータも参照する。

素人の私たちが「直観」で将棋を指すスタイルに加えて、まさに人工知能の研究者がコンピュータの上で実装しようと試みてきたような、データに基づく指し手の検証をも行っている。いわば「直観」と「データ」の「ハイブリッド」のスタイルで将棋を指していたわけである。

トップ棋士の世界は恐ろしいものである。羽生さんがニコニコ笑いながら、当然のごとくもらす言葉に、深い感銘を受けざるを得なかった。

羽生さんの言ったことで、もう一つ教訓的だったことがある。プロ棋士は、その驚異的な記憶力に支えられて、徹底的に自らの失敗から学ぶトレーニングをするというのである。

プロ棋士の登竜門である「奨励会」では、対戦するのと同じくらい、あるいはそれ以上の時間をかけて、対局の勝因、敗因を徹底的に検証するのだという。

すでに終わってしまった闘いを分析し、そこから学ぼうとすること。これは、一般社会の私たちが教訓とすべき、将棋の誇る文化ではないか。

人間は弱い存在である。失敗した時、敗れた時、往々にしてその過去に眼を瞑り、場合によってはなかったことにしたいという感情の動きが生じる。過去を忘れてしまうことを、「前向き」と勘違いしてしまうことも多い。しかし、たとえそれがどんなに辛くても、過去を振り返らずに経験から学ぶことができるだろうか。

歴史を忘れるものは、また同じ失敗を繰り返す。将棋の世界で営々と積み上げられてきた「失敗から学ぶ」文化を、私たちも見習う必要がありそうだ。驚異的な記憶力など要らない。まずは、過去を振り返ることを恐れないことから始めたらどうだろう。

過去あっての未来予想

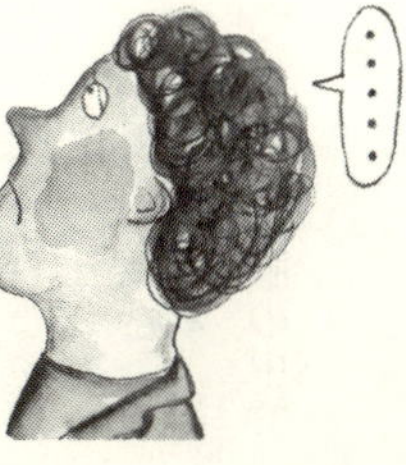

私たち人間の脳の機能のうち、大切なものは何だろうか？

いろいろな見方があるが、重要な働きの一つは、未来を予想することである。生きのびるためには、これから何が起きるかという未来を読まなければならない。そのためには、過去の経験を振り返って、どのようなことが起こりうるのかを予想する必要がある。

予想といっても、簡単なものから難しいものまである。手を離せば木から落ちる。空が暗くなると、雨が降るかもしれない。このような因果関係を予想することは簡単である。その一方で、日々の生活の中で起こる様々なことを完全に予想することは難しい。

今まで一度も行ったことがない場所に初めて行くということを考えてみよう。そのような時、私たちは今まで経験したことの中から、何が起きるか予想する上で役に立つ要素を見つけようとする。過去の記憶を組み合わせて、その未知の場所の有り様を思い浮かべようとするのである。

たとえば、「京セラドーム大阪（大阪ドーム）」に初めて野球を見に行く人は、これからどんなことが起こるのか思い浮かべる際に、それまでの人生で経験したことを総動員しようとする。「ドーム型球場」とはどのようなものか。大阪はどのような土地か。この球場を本拠地とするオリックス・バファローズのチームカラーはどのようなものか。様々な記憶の断片をかき集めて、私たちは「京セラドーム大阪に行く」という未来の出来事をあらかじめ推定しようとするのである。

未来を見通そうとすることは、すなわち、過去を振り返ることと関係している。昔のことをよく覚えているからこそ、それらの体験の要素を組み合わせることで、これから起こることを予期することができる。未来を知るためには、過去をよく把握できなければならないのである。

だからこそ、「温故知新」（故《ふる》きを温《たず》ねて新しきを知る）ということわざが真実となる。過去を知ることと、未来を志向することは逆のベクトルを向いているようであるが、脳の中では両者は大いに関連し合っているのである。

ところで、人間以外の動物も、未来を予想してそれに備えることができるのだろうか。

人間は、頭の中で自分があたかも現在とは異なる時間にいるように想像し、その時の様子を思い浮かべる「タイム・トラベル」をすることができる。幼稚園の頃のことを思い出して、あたかも自分がその時に戻ったかのように考えを巡らせたり、これから起こることを思い描いたりして、いきいきとその仮想を体験することができる。

では、人間以外の動物は、果たして人間のように「タイム・トラベル」をすることができるのだろうか。何しろ言葉を喋らないので、聞いてみるわけにもいかない。結局、客観的な行動を観察して、あたかも未来を予想しているかのように振る舞っているかどうか確かめてみることしかできない。

そのような検証は、案外難しい。日常生活の中での素朴な実感において、動物があたかも未来を予想しているかのごとく行動しているように思える場合でも、そうである保証はないのである。

たとえば、犬が餌をもらう時間の前になって餌のトレーの前に座ったとしても、「これから餌が来る」ということを予想してそれに備えたと断定することはできない。単に、食事の時間の前に起こる環境の中の様々な変化を「トレーの前に行く」という行動と結びつけて、結果として餌がもらえているだけのことかもしれないからである。だから、動物が未来を予想できるか検証する実験には、様々な工夫が要る。

近年、カケスが未来に備えることができるということを示す実験が報告された。カケスには、余った餌を土の中に蓄えておくという習性がある。この性質を利用して、カケスが未来を予想してそれに備えることが

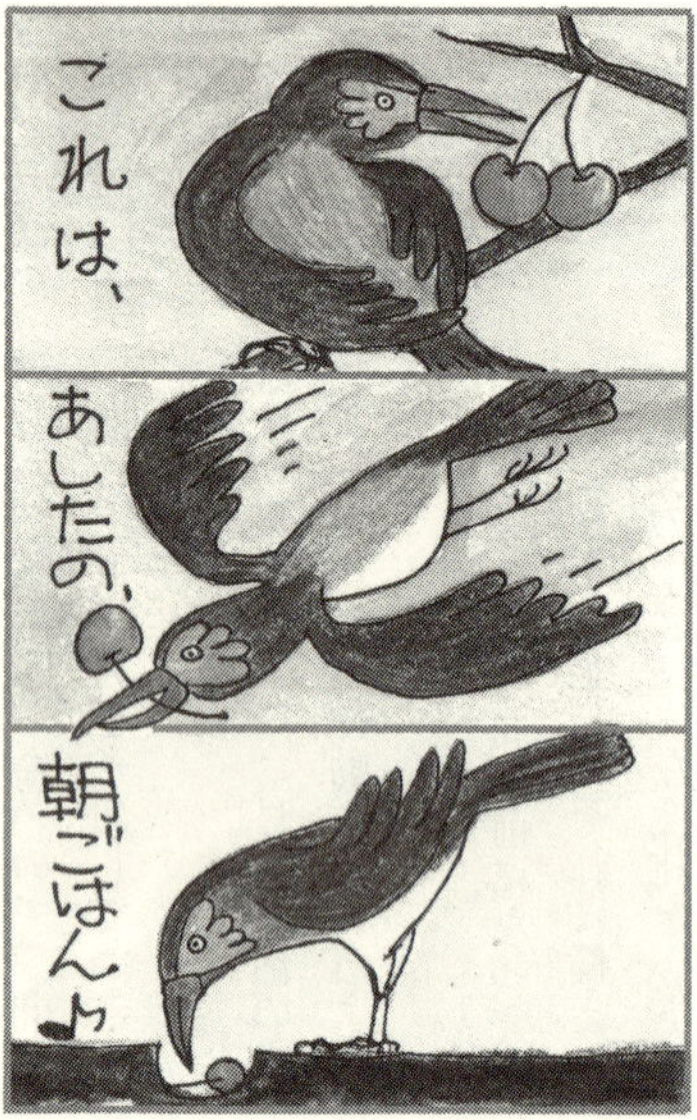

できるかどうかを検証したのである。
実験では、カケスを二つのグループに分けた。一つのグループは、朝になると餌がふんだんにあるケージに移された。一方、もう一つのグループは、朝になると餌がないケージに移された。
このような生活リズムに慣らされた後で、隠すことのできる餌（松の実）を夜の時間帯に

たっぷり与えると、「朝食なし」のケージに入れられていたカケスたちは「朝食あり」のケージに入れられていたカケスたちに比べて、より多くの餌を土の中に蓄えるという行動に出ることが確認された。

カケスたちが、「明日は朝ご飯の出ないケージに入れられるから、蓄えておかなくては」と思ったかどうかはわからない。言葉を持たないカケスたちには、そのような心の「タイム・トラベル」をする能力はないだろう。

それでも、カケスたちは、あたかも未来を予想してそれに備えているような行動に出た。言葉があろうがなかろうが、未来に備えることは生きる上で大事だからこそ、進化の過程でカケスたちはそのような能力を身につけてきた。

人間にとって、未来を予想することは脳の最も大切な働きの一つであるが、最近はどうか。「地球温暖化」などの複雑で大きな問題について、十分な予想はできているか。

カケスでさえ、明日の朝ご飯に備えて餌を蓄えることを知っている。人間は、より高度なことができるはずだ。目の前のことばかりにとらわれず、過去や未来に大いに「タイム・トラベル」するのがよい。

ひらめきをそそる退屈の効用

人間というものは不思議なもので、昔のことでも鮮明に覚えていることもあるし、昨日のことでもすっかり忘れてしまっていることがある。

小学校一年生の最初の登校日のことは、はっきりと記憶している。母親に連れられて入学式に出て、その後、各クラスの教室に入った。何しろ、そのようにして一つの部屋にずらりと机を並べて先生の話を聞くということ自体が初めての体験である。一体どうしたらよいのか、私はとまどってしまった。

そもそも、自分の身体をどのような姿勢に保っておけばよいのかがわからない。先生が一所懸命話しているのだから、真面目にしていなければいけないくらいのことは当然わかっていたのであるが、何だか持てあましてしまったのである。

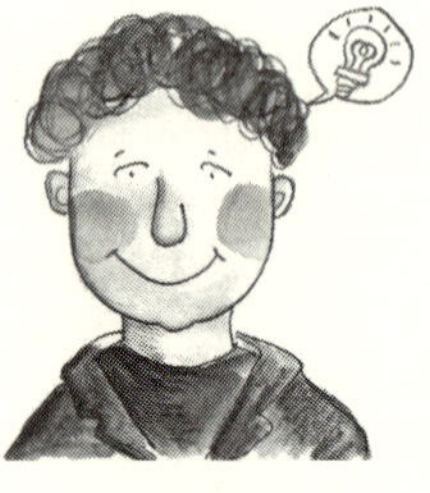

ついつい、机に肘をついて、ほおづえをしながら聞いてしまった。しかも、身体の姿勢が傾《かし》いで、かなり「深く」寄り掛かってしまった。そうやってぼんやりしている私を、先生の目が見逃すはずがない。

「ボク、退屈しちゃったかな?」

先生が、私のほうを向いてそう言った。はっと気が付くと、クラス中の視線が私に集まっている。教室の後ろに立っていた父母たちも、私のことを見ている。

「はははは」

まだ見知らぬクラスメイトたちが笑い、父母たちも笑った。あろうことか、私の母親も一緒になって笑っている。

自分の顔がみるみる真っ赤になっていくのがわかった。皆が立派な小学生になっているのに、一人だけ幼稚園のままのような体たらく。人生で初めて学校に行ったその日にやらかしてしまった大失敗。私はすっかりしょげてしまった。小さくなって、できることならば消えてしまいたい気分だった。

家に帰って、母親や話を聞いた父親にからかわれて、また落ち込んだ。それでも、翌日から、何事もなかったかのように喜々として学校に通っていたのだから、よほどずうずうしく

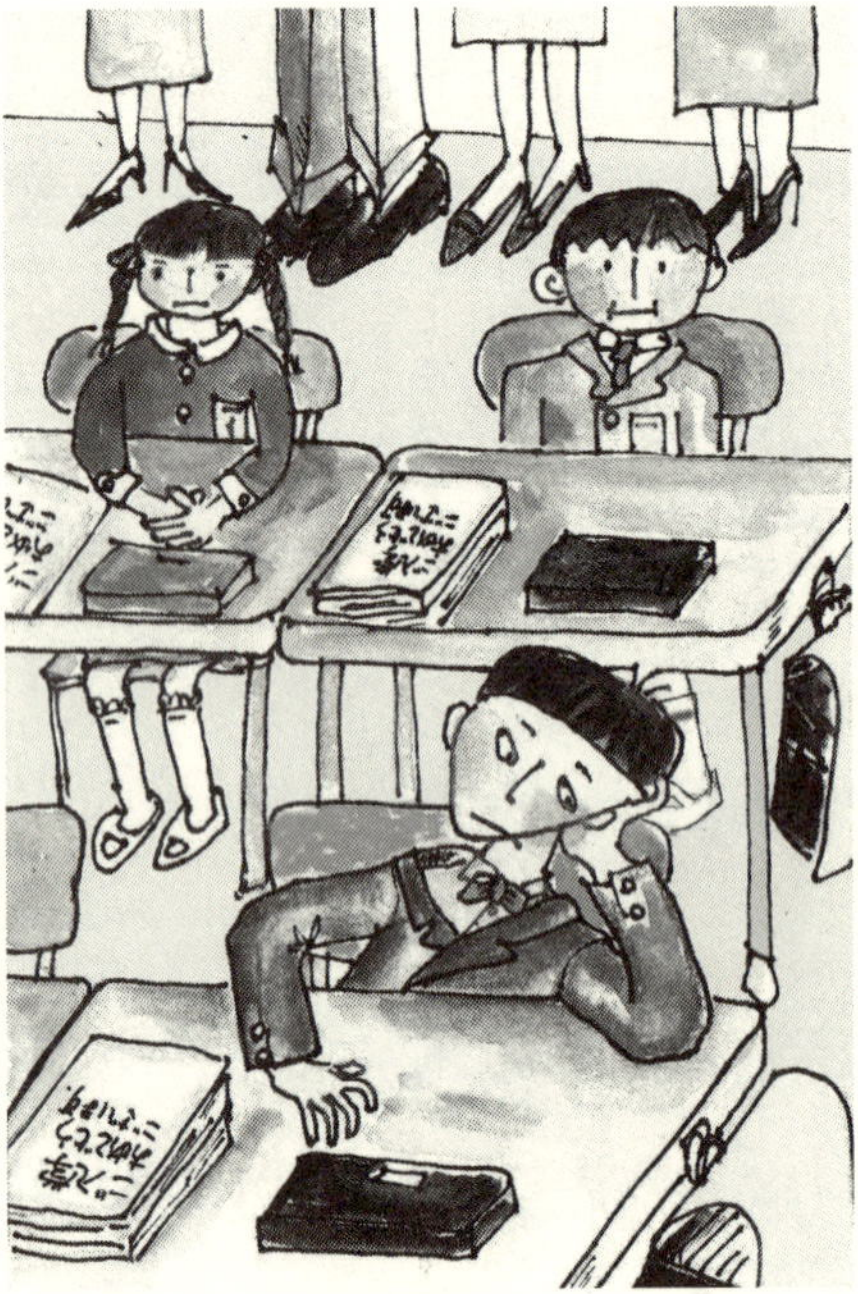

できていたのだろう。
今振り返っても肝を冷やすような思い出だが、あの時、先生に「ボク、退屈しちゃったかな?」と言われたのは図星でもあった。どうやら、私の脳は退屈しやすい性質らしい。そして、そういった本質はいい大人になった今でも変わらない。
最近はやたらと忙しく、朝から晩まで何か仕事をしているので退屈する暇もないが、困ったのは学会などで人の話を聞いたり、会議に出たりする時である。ついつい退屈して、手元で何かを始めたり、あらぬことを考え始めたりしてしまう。
何も、相手の話がつまらないというのではない。もちろん、実際につまらないこともあるが、つまる、つまらないに関係なく、よほど面白い話でないと、脳が退屈してしまう。猛烈に興味を惹かれる刺激が入って来るか、あるいは手元が忙しいというような状況でもなければ、自分の脳を満足させることができないようなのである。

そのような自分の脳のクセを知らなかったがために、小学校の一日目は大失敗してしまった。経験を積み重ねるに従って、「少しでも脳がアイドリングを始めたら、手元で何かをやる」という方法が一番自分に合っているということが徐々にわかっていった。

授業中、先生の話を聞いているだけでは退屈してしまう。話を聞くと同時に教科書に目を走らせたり、手元のノートに何かを書いたりする。つまりは、いつも何かをやっていることで、自分の脳を満足させていた学校生活だった。

そうこうしているうちに、いつの間にか成績も良くなっていたのだから、私のやり方は脳の学習のメカニズムにかなっていたのだろう。

私の脳が特に変わっているとは思わない。もともと、人間の脳は退屈しやすいものである。いつも何か興味深い入力を求めている。私の場合はそんなことはない、と言う人もあるかもしれないが、「自分は退屈している」という感覚を覚える時はよほどの重症であって、たいていの場合は、脳が無意識のうちに処理してしまっているので気付かないだけのことである。

退屈とは、すなわち脳の中に空白ができてしまって、それを何かで埋めたいという強い欲求が生じることである。しかし、そのような要求が常に顕在化するとは限らないのは、脳の中の空白は、生じたそばから次々と埋められていってしまうからである。

アメリカの医学者で、様々な技術的発明をする一方でイルカの言語の研究も行った異才、ジョン・C・リリィが行った「感覚遮断」と呼ばれる実験がある。人体に近い温度、比重の液体を満たしたタンクの中に横たわると、事実上感覚を遮断したのに近い状態になる。そのようないわば「強烈な退屈」の状態の中にしばらくいると、きわめて鮮明な幻覚が生じることがわかった。

脳の中の神経細胞は、外部から刺激が入らない場合でも常に自発的に活動している。外からの刺激が乏しいと、その空白を埋めようと、自ら何かを生み出そうとする。その結果、自分でも思いもよらないことを感じたり、考えたりする。そのことが、歴史に残るような発明や発見につながることもある。

遠いあの日、小学校一年生の私の脳は、一種の感覚遮断に置かれていた。退屈をまぎらそうと私の小さな脳は一体どんなイメージを生み出したのだろう。きっと、つまらないことだったに違いないが、すっかり忘れて覚えていないのはちょっと悔しい。

有職雛の独特の質感

お雛様は、もちろん女の子のお祭りだが、雛あられが食べられるので、毎年、その季節になると楽しみだった。

米をふわふわにふくらませた「ポン菓子」。砂糖でくるんだ豆。袋の中に様々な味や歯触りのバリエーションがあり、手のひらの上に広げて一つひとつ確認しながら口に入れるうれしさがあった。

私が育った田園地帯には、雛人形の製造で知られた町があり、地元の特産品としても雛人形には馴染みがあった。季節になると「人形は顔がいのち」というテレビコマーシャルが流れて、それを見ると「あれは地元でつくっている」と少し誇らしい気分だった。

妹が小学校に上がる頃、親が雛人形を買って来た。赤い段々の上に、童謡『うれしいひな

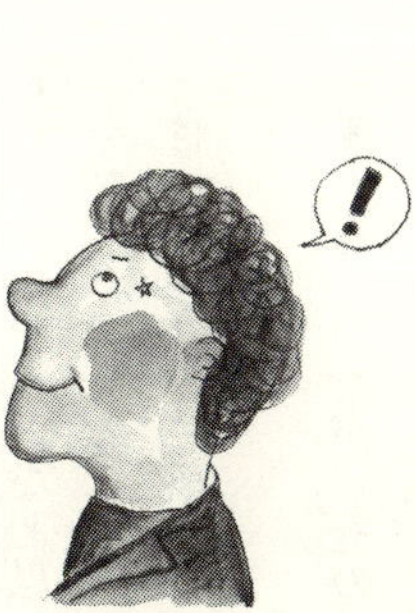

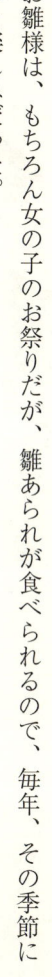

まつり』のサトウハチローによる詞と同じように、お内裏様、お雛様や五人囃子、三人官女、大臣たちなどが並んだ。

　母親と妹が、いそいそと雛人形を並べるのを周囲でからかいながら、横目でちらちらと眺めた。女の子はなぜこんなものが良いのだろうと内心思いながらも、お供えもののお菓子はかわいらしくて、うまそうだなと思った。もちろん、プラスティッ

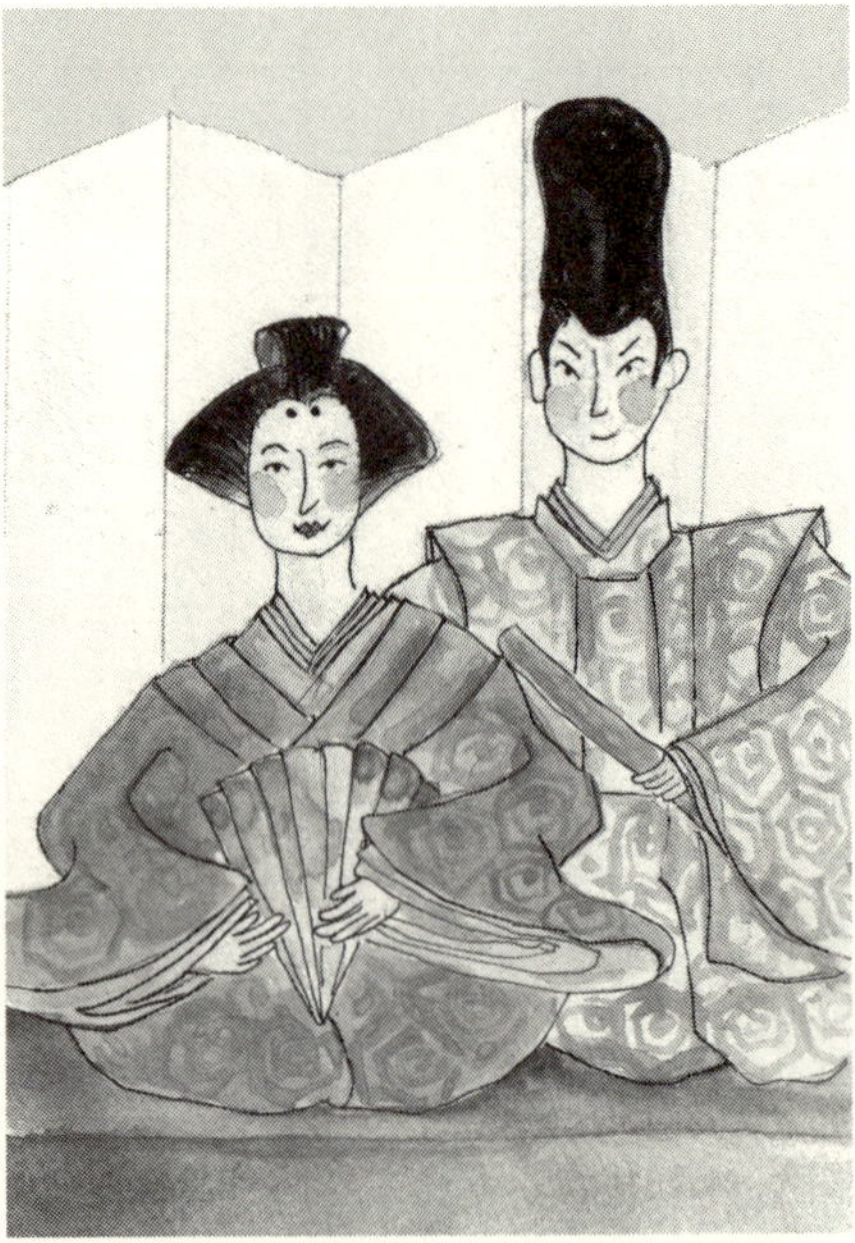

クだから実際には食べることができなかったが、ひし餅の色といい、形といい、妙に好奇心と食欲をそそられたものである。
　最初は物珍しさもあって、季節になると毎年のように飾られていた雛人形だったが、その

うち妹も母も取りだして並べることに飽いたのか、いつの間にか押し入れの奥にしまい込まれたままになってしまった。

雛人形のコマーシャルもさほど気に留めなくなり、いつの間にか「お雛様」は遠い存在になっていた。

雛人形の世界に再び触れることになったのは、大学生の時のことである。九州の親戚を訪問した時、一緒に福岡県の柳川市に旅行した。掘割が複雑に張り巡らされた景観が印象的だった。名物の「鰻のせいろ蒸し」は美味だった。

一日のうちで様々な経験をした小さな旅の中で、強く記憶に残ったのは、別名「御花屋敷」とも呼ばれる、名所の松濤園《しょうとう》である。

江戸時代、四代柳川藩主立花鑑虎《たちばなあきとら》が構えた「集景亭《しゅうけいてい》」に由来する松濤園。宮城県の松島の景観を模し、国の名勝に指定されている庭園が美しかった。屋敷の中から見ると、時間の経つのを忘れ、なるほど、昔の人は良い趣味をしているなと思ったものである。

この御花屋敷で見た江戸時代の雛人形が忘れられない。御花史料館に入り、何の予備知識もなしにその前に立った。一目見て、何とも言われぬほどに惹き付けられた。

歴代のお姫様たちが愛した人形を収蔵した全国的にも有名なコレクションだということは

後で知った。江戸時代の大名たちが愛した有職雛《ゆうそくびな》。その姿形は、今まで自分が見てきたものと同じ「お雛様」とは思えないくらい、素晴らしい風情に満ちていたのである。

目を見張るほど精巧につくられた衣服。つんと澄ましたおちょぼ口の上品な顔。控えめで、それでいてぱっと引き立つ繊細な色使い。服の袖からかわいらしくちょこんと飛び出した手。全体として、思わず息をのむほど魅力的なこれらの人形たちに囲まれて育ったお姫様たちは、どんなに幸せなことだったろう。

歌舞伎には、人間がまるで人形のような動きをする「人形振り」と呼ばれる演出がある。私の大好きな『義経千本桜』の中にもある。御花史料館で見たお雛様は、人形振りの与える印象に似ていた。

「コスト」や「手間」などを惜しまずに、本当の「お姫様」のために丹精を込めてつくられた雛人形には、現代風の雛人形を見ているだけでは想像もできない風情がある。ちょうど、その辺にある普通の公園の中の「庭園」を見ているだけでは、松濤園の精妙な風景を連想できないように、言葉では表現しきれない独特の質感がある。

現代の脳科学では、そのような質感を「クオリア」と呼ぶ。御花屋敷に秘蔵された江戸時代の雛人形のクオリアは、現代のそれとは全く異なるものだったのである。

リンゴとミカンしか食べたことがない人に、メロンの味がどのようなものであるか説明することが難しいように、クオリアは、実際に体験してみないとそれがどのようなものかわからない。だから、本物を知ることには何ものにも代え難い価値がある。実際に見て、聞いて、触って、味わって経験してみなければ、話が始まらないのである。

知らないということは恐ろしいことである。あの日、柳川市に旅をして御花屋敷に入り、史料館で雛人形を見なければ、私は江戸時代の「本物の」雛人形のクオリアを体験することなしに、もうしばらく人生を過ごしていたかもしれない。

もちろん、現代風の雛人形だって、悪いわけではない。時代とともに美意識も変わる。現在販売されている雛人形は、メーカーの担当者が現代風の嗜好に合わせて企画し、職人さんが心を込めてつくったものである。コストや価格面での制約もあるだろう。私の妹にとって、幼い頃に眺めた雛人形の味わいが格別でなかったはずがない。

大切なのは、古きを温ねて新しきを知ることではないか。御花屋敷で雛人形を見たことで、私は現代がより深く理解できたような気がする。

利休を知った至極の侘び茶

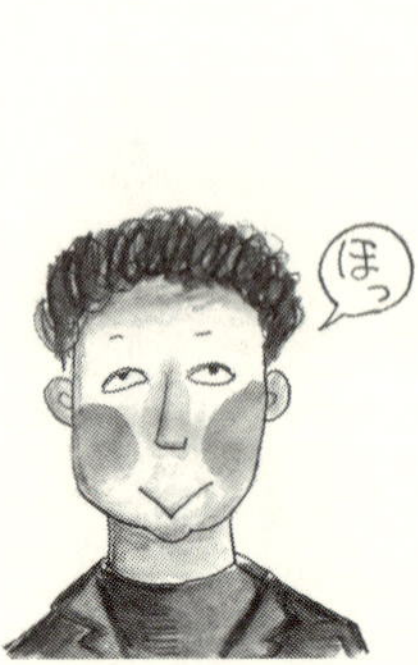

日本で生まれ育った以上、普通に生活しているだけでも、「茶道」というものに折々触れることがある。私のように、およそ風流とは無縁の生活をしてきた者にも、何回か「お茶席」のようなものに参加する機会があった。

小学生の時、近くの公民館でお茶を振る舞われたことがある。正座をして、しばらく行儀良くしていなければならないのが辛かった。出されたお茶が普段とは全く異なることにびっくりした。その「濃茶」の味わいの向こうに何かが隠れているような気がしたが、残念ながら、それだけで茶の神髄がわかる、というわけにはいかなかった。

本当の茶道の姿は、どんなものなのだろう。興味はあったが、なかなか接する機会がなかった。茶道のような奥深い文化的伝統の本質は、そう簡単にはわかるまいとも思っていた。

大切なものが容易に伝播しないという事実を悟るきっかけになったのは、伊勢神宮での体験である。前回の遷宮の際、初めて巡礼した。一目見て、その美しさに不意打ちされた。同時に、それまでメディアを通して見聞きしていたことの様々が、伊勢神宮というかけがえのない場所の本質には全く届いていなかったことに驚いた。

文化の本質が伝わらないのは、それが私たちが意識の中で感じるクオリア（質感）と関係しているからである。脳の中の一〇〇〇億の神経細胞の活動からいかにしてクオリアが生み出されるのかという問題は、現代科学に残された最大の謎の一つである。目の前の薔薇の「赤い感じ」を言葉に表し尽くすことができないように、本物のクオリアを伝え尽くすことはできない。とにかく現場に行って実際に体験するしかないのである。

伊勢神宮と同じように、茶道の本質もまた、自分で本当のところを体験するしかないのだろう。

四〇〇年以上も前に侘び茶の様式を完成した千利休その人が偉大であったことは疑いがない。その革新と卓越の本質は何か。文化が拡散するに従ってその本来の先鋭さが薄まっていってしまうのは仕方がないことだとしても、やはり、その神髄を味わってみたい。

そう思っていたら、素晴らしい機会が訪れた。表千家、裏千家とともに千利休の切り開い

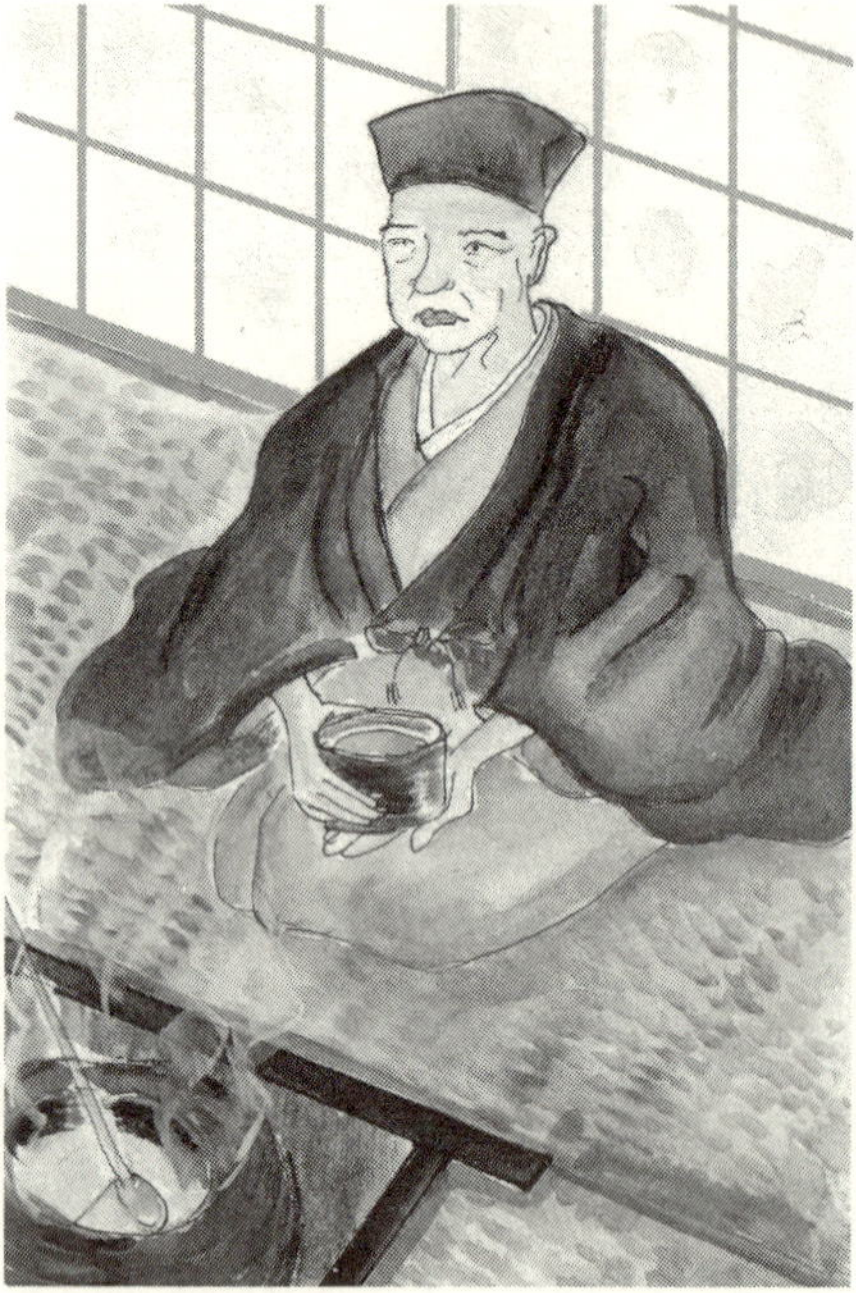

た道を代々受け継ぐ三千家の一つ、武者小路千家《むしゃのこうじせんけ》の千宗《せんのそう》屋《おく》さんが、京都武者小路にある「官休庵《かんきゅうあん》」での正式な茶会に私をお招きくださったのである。

千宗屋さんは、武者小路千家の次期家元で、美術史や骨董にも造詣が深い。様々な機会でご一緒しているうちに、共通の知り合いのお計らいもあって、「一度正式なお茶席をご体験ください」とお招きくださったのである。

四時間にわたるお茶席は、素晴らしいものだった。「茶の湯とは　耳につたへ　目につたへ　心につたへ　一筆も無し」と記された軸が懸かるひと間で待つ。苔や若葉の緑が目に染みる庭の風情。門を挟んで、亭主である千宗屋さんと交わす無言の挨拶。祖堂にて、利休居士に参拝焼香する。そのような一連の流れを通して、次第に気持ちが高まっていった。

まずは懐石をいただく。鯛昆布締め、あぶらめ、板蕨、若布、花山椒、竹の子木の芽焼、赤貝酢の物。惜春の花筏に至るまで、心尽くしのご馳走。「ここではまず一度気を緩めていただいて」と千宗屋さん。お酒も少し入った。

いよいよクライマックス。庵の中に座り、亭主の到着を待つ。千さんがやってきて、「濃茶を差し上げます」と一礼した時に、がらりと雰囲気が変わり、戦慄が走った。

長次郎の赤楽茶碗でいただく。それまで口にした食べ物の味わいに抗して、それを上回って余りあるほどの存在感。「なるほど、今までの全てはこのための準備であったか」と悟った。

濃茶に続いて薄茶もいただき、しばらく談笑した後に「それでは」と茶室から出る時になって、千利休の成し遂げたことの深い意味に思い至った。

当時の最高権力者、豊臣秀吉に利休が重用されたことはよく知られている。当時主流だった中国伝来の「唐物」と呼ばれる道具を用いた豪華な茶会とは対照的な利休の「侘び茶」の精神は、秀吉にどのように映ったか。

天下を取ったことの象徴として、贅を尽くした聚楽第《じゅらくだい》を建造させた秀吉。利休の美意識は自らの趣味を否定するもののように映ったかもしれない。どれほど権勢を誇っても、小さな茶室の中で行われる儀式においては千利休にどうしても敵わない。織田信長に仕えることから頭角を現し、ついには関白にまで上り詰めた秀吉にとって、利休の侘び茶は、それまでの自分の生き方を相対化するものではなかったか。

一時期厚い信頼関係で結ばれたのにもかかわらず、豊臣秀吉が千利休に切腹を命じた理由は、謎に包まれている。今となっては推測の域を出ないが、秀吉は、きっと、利休が怖かったのではないか。一つの美の姿を極めることで、時の最高権力者と対等になる。その上、権力というものが依って立つ世俗の論理自体を相対化してしまう。そんな芸術家は、千利休以外にはいない。

にじり口を窮屈な思いをして通り、一切の武器を捨てた丸腰で、亭主と向き合う。天下人から裸の人間に戻ることは、秀吉にとってかけがえのない体験であると同時に、戦国を生き抜いてきた自らの人生について、厳しい反省を迫られる機会でもあったのだろう。

自分の真の姿を見ることほど、恐ろしいことはない。千利休はつくづく凄い人であった。

第二章　人は人につくられる

脳学事始 vol.2

「人生」という名の教養学部

一昔前は、大学には「教養課程」があって、「教養学部」があった。まずは教養を身につけてから、専門課程に進むというスタイルが受け継がれていた。私も、入学時は「教養学部」に所属していたように記憶する。

ところが、最近では「教養」という言い方はどうやら流行らないようである。社会に役立つ専門教育を、とにかく早くからやるようにといった主張がある。そもそも、「教養」という言葉に人気がない。どこか、余裕があれば身につけるものといった響きがある。グローバリズムの大競争の中、教養などに気を配っている余裕などない。無駄だから、無くしてしまえ。そんな声が聞こえてくる。脳を研究している立場から言えば、「教養」を軽視することほど愚かなことはない。知性こそ総合的な「教養」に他ならないからである。

知性というものは様々な体験を統合し、一つの世界観の中に把握し、理解するためにこそ進化してきた。他の生物と比べた時の人間の最大の特徴は、その「ニッチ」(生態学的地位)の幅が広く、フレキシブルであるということである。だからこそ、地球上の様々な地域に住んで繁栄することができた。

再発見された時に「生きた化石」と評判になったシーラカンスは、海の中のある特定のニッチだけで長い間生きてきた。専門領域だけで通用する知識を身につけて生きることは、シーラカンスに少し似ている。もちろん、それは一つの立派な生き方ではあるが、人間本来の可能性は、もっと広い。

教養とは過酷で、厳しいものである。生きていく中で、何に出会うかわからないということを背景とする。出会ったものが何であれ、ちゃんと対応できなければならない。とても、余暇に楽しむ娯楽などの騒ぎではない。まさに、命がけなのである。

本当の課題は、多方面に通じる「マルチ」ではなく、人生のどんな局面でも柔軟かつ適切に対応できる「ダイナミック・レンジ」である。振れ幅の大きい人生に対応するためには、必死になって教養を身につけるしかない。

理系か文系かの区別に固執したり、それを言い訳に使うのは、自分をシーラカンス化する何よりの近道だろう。もちろん、シーラカンスになるのも一つの生き方ではある。しかし、それでは失われるダイナミック・レンジがある。

数学でも、小説でも、経済学でも、実地経験でも、音楽を聴くことでも、絵を描くことでも、そして、人と会うことでも、自分が生きることに資すると思ったら、必死になってやるのが良い。人生は有限であり、知の世界は無限である。一生全速力で疾走しても、身につくことなど高が知れている。

私は二〇歳の時に教養学部から理学部物理学科に進んだ。だが、教養と名のつくものと縁がなくなったわけではない。むしろ、今でも「人生」という名の教養学部に在籍中だと思っている。必死になって勉強している。大抵の学生には、猛勉強ぶりで後れを取ることはないと自負している。

仲良くいれば頭が良くなる!?

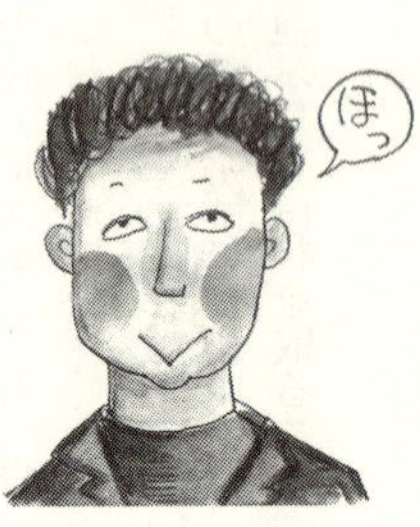

「万物の霊長」という言葉があるように、私たち人間は他の動物よりも頭が良いと思っているらしい。人間はコウモリのように暗闇の中を超音波の反射を頼りに飛び回れはしないし、チータのように猛スピードで走ることもできない。それでも、これだけの文明を発達させてきたという事実を見ると、確かに少しは「頭が良い」と思ってもいいのだろう。

人間の「頭の良さ」は、何に由来するのか。計算を素早く、正確に実行するだけならば、今やコンピュータのほうが遥かに優れている。コンピュータはルールの決まったゲームをするのも得意で、チェスの世界チャンピオンを打ち負かしてしまったほどである。

一体、人間の頭の良さの特徴とは何か。多くの研究者が、人間の知能の本質はその社会性にあると考えている。養老孟司先生は、「教養とは他人の心がわかることである」としばしば言われる。他人と心を通じ合わせ、協力して社会をつくり上げることが、人間の頭の良さの本質である。

頭の良さが社会性と深く関わるということを、意外に感じる人もいるかもしれない。学校で勉強ができる子どもはなんとなくツンと澄ましていて、あまりできない子のほうがかえって他人と温かく接することができる。一般にはそのような思い込みがあるかもしれないが、現代の脳科学では、頭の良さとはすなわち他人とうまくやっていけることであると考えるのだ。

他人の心を読み取る能力を、専門用語では「心の理論」という。コンピュータは、いくら計算が速くできたとしても、心の理論を持たない。他人の心を読み取り、初めて会う人ともいきいきとしたやりとりができるといった「コミュニケーション」の能力においては、人間はコンピュータよりもまだまだ遥かに優れているのである。

人間の社会的知性を、他の動物と比べてみると、どうだろうか。人間以外にも、社会をつくる動物はいる。アリは高度に発達した分業体制を持つし、猿の群れの中には社会的地位のようなものがある。しかし、これらの動物に比べてみても、人間の社会的知性が特に優れていることは疑いない。

現在までに得られている知見を総合すると、厳密な意味で他人の心を読み取ることができるのは、全ての動物の中で人間だけであるとされる。「惻隠《そくいん》の情」「あうんの呼吸」「本音と建前」といった言葉に表れているように、相手の考えが身振りや周囲の状況からは容易に判断できない場合でも、目には見えない相手の心を読み取る能力に大変優れている。

そのような能力は、動物にもあると考える人もいるかもしれない。ペットを飼っている人は、うちのポチ、うちのミイちゃんは私の心がわかるのよ、と反論したくなるかもしれない。

確かに、犬や猫などのペットを観察していると、飼い主の心を読み取っているのではないかと思えることがある。寂しそうにしていると近くに寄ってきたり、散歩に連れていってくれそうだとわかるとよろこんだりする。

しかし、科学者は、このような場合、ペットは飼い主の目に見える「行動」を読んでいるのであって、目に見えない「心」がわかるのではないと考える。飼い主のポーカーフェイスの下に隠された本心を察知したり、本当は悲しいのに楽しそうな顔をしているといった飼い主の心がわかるわけではないのだ。

ところで、厳密な意味では「他人の心がわかる」とは言えない犬たちだが、彼らと人間の交流は、社会的知性がそもそもどのように進化してきたのかを考える上で、大切なヒントを提供してくれる。

犬は、人間の行動から意図を察知する能力に長けている。飼い主が見た方向に自分も目を向けたり、手の動きが示すほうに走ったりといった行動は、知能が発達しているとされるチンパンジーよりもむしろ敏捷で反応が良い。

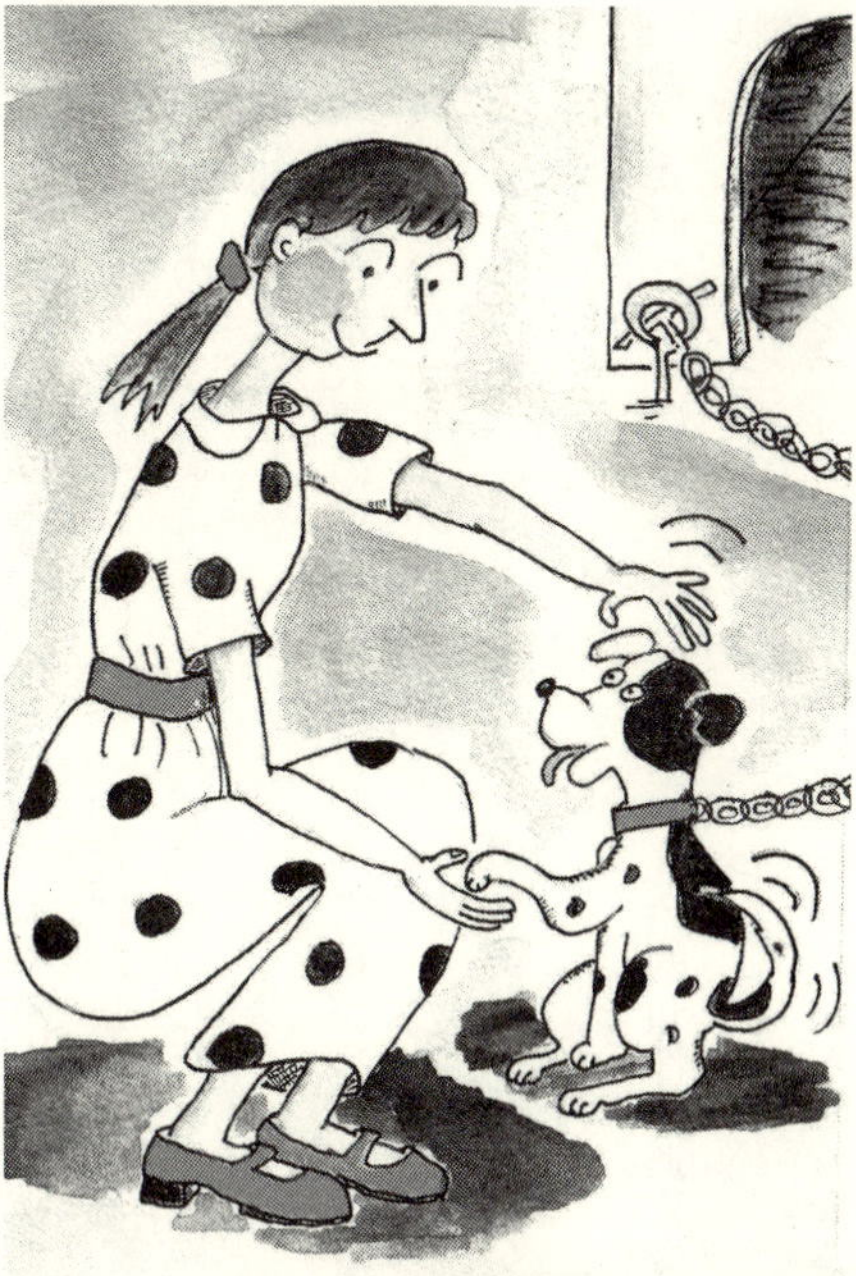

どうして、犬は人間の意図を読み取れるようになったのか。人類の歴史の中で、犬がペットとして飼われるようになった経緯は明確ではないが、犬と人間がお互いの存在を「許容」するようになったことが一つの鍵であったと考えられている。

野生の動物は、お互いに対

する警戒心に満ちている。異種の動物はもちろん、同種の仲間にさえ容易に警戒を解こうとはしない。目を合わせれば闘ったり、逃げだしたりすることが普通である。そのような状況では、相手の振る舞いに合わせて自分が協力したり、微妙なニュアンスを読み取ったりといった認知能力は発達しない。

英語に「犬は人間の最良の友」という表現がある。ある時期から、犬と人間がお互いの存在を許容し、リラックスしたままで「一緒にいること」が可能になったことが、犬と人間の「社会的な関係性」が発達する上で大切なきっかけとなったと、科学者たちは考えているのだ。

犬と人間だけではない。人間同士の社会的知性の進化においても、お互いの存在を受け入れ、共生することが本質的に重要であったとされる。

異質な他者を受け入れ、共生することが「頭が良くなる」ことにつながる。最先端の科学の理論が描き出したそのようなシナリオには、世知辛くなっていく現代を生きる人間が耳を傾けるべきメッセージが潜んでいる。

一緒に仲良くいることで頭が良くなる。私たち人間は、そのようにして「万物の霊長」になったのである。

「希望に満ちた怪物《ホープフル・モンスター》」の正解破り

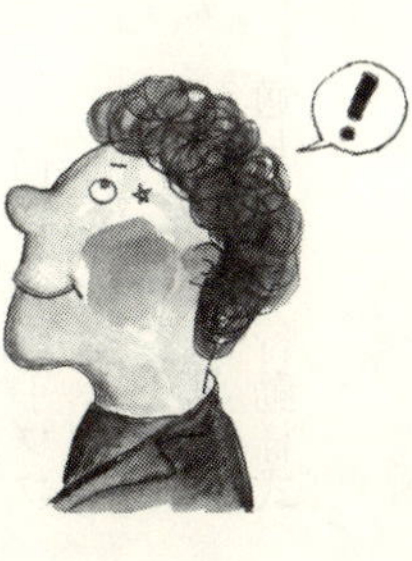

　現代社会を特徴づけるのは、「この先どうなるかわからない」という「偶有性」である。良い大学を出れば、それで一生安泰などというフィクションは今時、誰も信じていない。一生スキル・アップを図って、自分自身を変えていかなければ、時代の変化に取り残されてしまうし、幸せな人生も送れない。そんな強迫観念に誰もがとりつかれている。

　だからこそ、自分の脳をどう使ったらいいかわからないというので、「脳ブーム」が起こっているのである。

　その一方で、特に小さな子どもたちの世界において、「お受験」が過熱していることは一見、不思議な現象である。良い学校を出ても人生万全といかないことはわかっているのに、公立学校では心配だ、やはり私立や国立の進学校に入れなければという親の思惑だけが先行している。

学校のパフォーマンスがどう測られるか、といえば、相も変わらず有名大学や、医学部への進学実績。世の中は変わりつつあるのに、「良い学校に入れたい」という思いだけが、ますます強固になる。これも、不確実な時代に、少しでも安心できる何かを手に入れたいという親の願いの表れだろうか。

ところで、世間では、学校の成績が良い、いわゆる「優等生」には、何となく「ひ弱」というイメージがある。確かに、大学進学実績の良い学校の卒業生からはなかなか型破りの人材が出ないという印象がある。もし、きちんとした教育を受けた上で、しかも野性的な力を持った人材を育てることができたら、それは一つの理想の形であることは間違いないが、そのような教育は実現することがなかなか難しい。

いかに型破りの人材をつくるか？ 進化生物学における「希望に満ちた怪物」（ホープフル・モンスター）という概念を参考にしたらどうだろう。

生物は、長い進化の過程で様々な形態や行動様式を生み出してきた。その目的は、環境に適応し、生存競争に勝つことである。そのためには、与えられた条件に適した姿や行動様式の「正解」を出さなければならない。

人間の社会でいえば、学校の成績が良い優等生は、生存競争に勝つ。それが「正解」である。親たちは、そのように思っているわけである。

その一方で、生物の歴史の中では、「正解」ががらりと変わってしまうことがある。環境が変化したり、新しい種が現れたり、今まで思いつかなかった新しい「正解」を示すような生物が現れたり。そのような「正解破り」の繰り返しで、生物は進化してきた。

生物は海の中で誕生したと言われている。誕生後の長い間、水分が乏しく、下手をすれば干上がってしまう陸上で活動することは、「正解」の中に入っていなかったろう。

やがて、次第に水辺で、あるいは水から離れて生活する新しい生物が進化することによって、新しい「正解」が見いだされ、生物の多様性が広がっていった。水の中で生活することが「正解」であるという生き方を守っていた「優等生」以外に、「正解破り」の生きものたちが出現してきたのである。

正解のないところに新たな正解をつくる。これこそが、生物の進化の過程で繰り返し行われてきたことである。空を飛ぶ生物の出現によって、新たな可能性が生まれた。道具を使い、文明を発達させる生物（すなわち人間）の出現によって、生きることの可能性が広がった。

今までは想定もしていなかったニッチ（生態学的地位）を占める大きな変化を起こす進化

が生じたからこそ、今日地上に見るような多彩な生きものの姿が出現したのである。

いかにして、このような大きな変化は可能になったのか。ドイツ生まれの遺伝学者ゴールドシュミットは、「希望に満ちた怪物」という概念を使って、大きくて急速な変化を説明した。

今までにない姿や形をした生物は、それまでの常識から見れば「怪物」に見える。しかし、

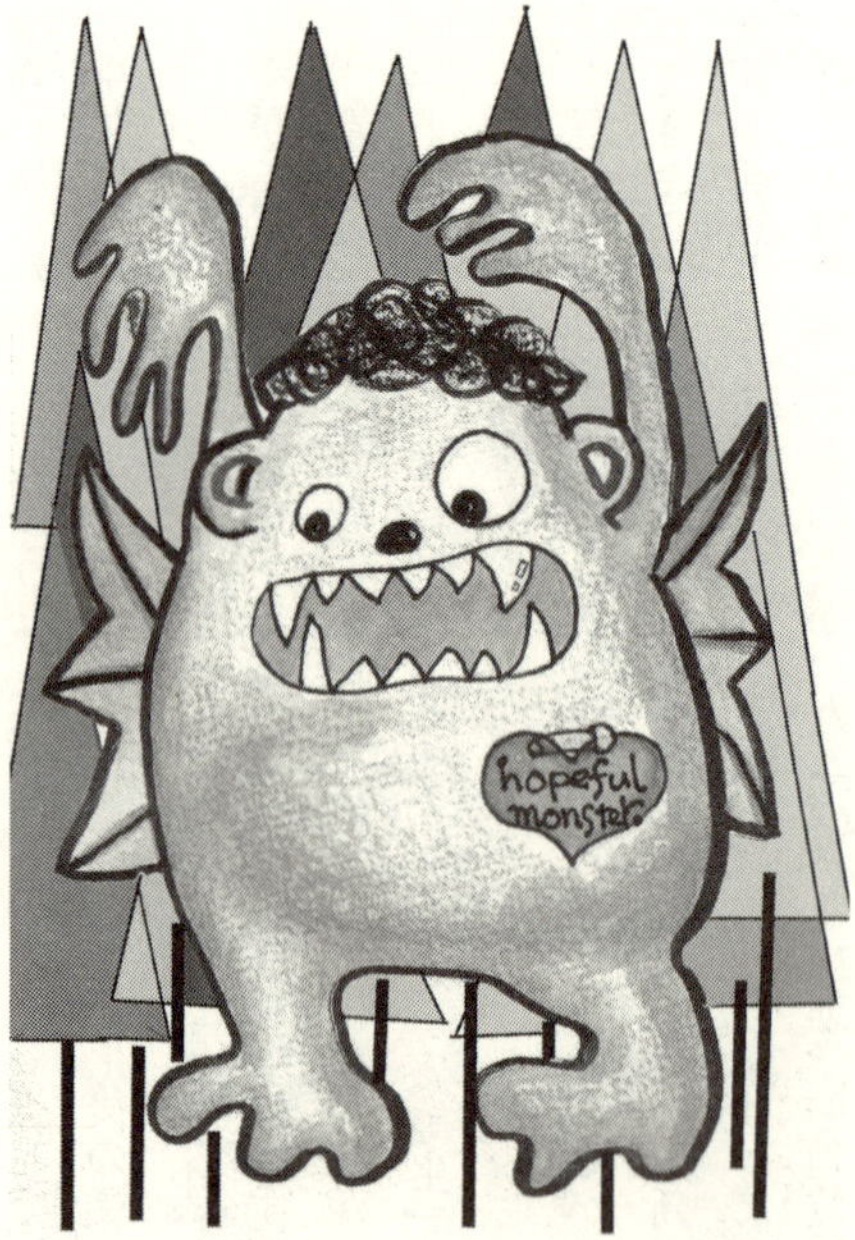

そのような怪物たちは、希望に満ちている。いつかは自分たちが主流を占めるという希望である。そのような「希望に満ちた怪物」たちのうち、実際に生存競争に勝つのは一部分かもしれないが、怪物たちが存在しなければ、そもそも生物の可能性は広がらない。優等生だけ

では、進化は起こらないのである。

考えてみれば、私たちの祖先の哺乳類は、恐竜全盛時代の地球において、ちょこちょこと地面を走り回っていた「希望に満ちた怪物」だった。恐竜たちから見れば、何だか小さな、取るに足らない妙なやつらが現れたなと思えたに違いない。

その妙な生きものたちの子孫が将来、二本足で歩き、道具を使い、文明を発達させ、絶滅してしまった自分たちの化石を掘り出して博物館に展示し、挙げ句の果てにはコンピュータ・グラフィクスを駆使した恐竜映画までつくってしまう「人間」に進化するとは、予想もできなかったろう。

その時々の社会の「正解」の外に出るには勇気がいる。成功する保証などない。だから、多くの人が「優等生」でいようと努力し、親も子どもをそのように教育しようとする。でも、自分たちは「希望に満ちた怪物」でいいんだ。そう思ったら、少しは気楽になるのではないか。

怪物が出ないと、人間の可能性は広がらない。今も日本の社会のあちらこちらに潜んでいるであろう「希望に満ちた怪物」たちを応援したいと思う。

「個性派」はブレンドされて旨くなる

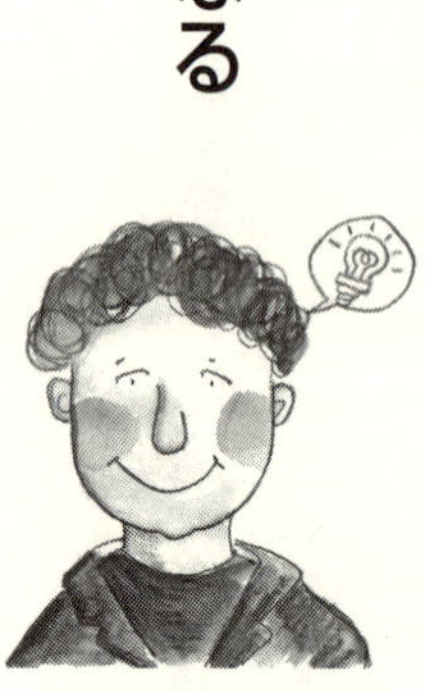

私がキャスターを務めているNHKの番組「プロフェッショナル　仕事の流儀」には、毎回様々な分野のゲストが出演し、その独自の仕事の方法論、人生観について語ってくれる。以前、サントリーのチーフブレンダー、輿水精一《こしみずせいいち》さんがいらしたことがある（二〇〇六年一一月九日放送）。

サントリーといえば、その広告における言葉の使い方が記憶に残る会社である。作家の野《の》坂昭如《さかあきゆき》さんが出演して「ソ、ソ、ソクラテスかプラトンか、ニ、ニ、ニーチェかサルトルか、みんな悩んで大きくなった」というテレビ・コマーシャルは、強烈な印象として残っている。

前身の壽《ことぶき》屋《や》の宣伝部からは、作家の開高《かいこう》健《たけし》も出ている。そんなこともあって、文学的な感性の伝統がある会社という印象を持っていた。

実際、スタジオで輿水さんの口から発せられる言葉は、その一つひとつが心に沁みわたるようだった。荒野に一本そびえる年を経た樫の木が、風に吹かれてさざめいているようで、知らず知らずのうちに惹き付けられた。

「ウィスキーの風味という、本来言葉にできないものを一所懸命表現しようとしているうちに、自然にこんな口調になってしまうのかもしれませんね」

輿水さんの言葉を聞いて、なるほどと思った。私の知り合いの小説家たちと、言うことが似ている。口に含んだウィスキーのえも言われぬ味を、何とか他人に伝えようとする。容易には表し得ぬものに真剣に向き合う。言葉の宇宙の中に立て籠もるだけでは達せられない、表現力を磨くための大切な方法論が、そこには隠されているように感じられた。

ウィスキーは様々な原酒をブレンドしてつくるものだとは、知識ではわかっていたが、その背後にある深い理屈は、輿水さんのお話を伺うまでは知らなかった。

「原酒というものは不思議なもので、同じ材料を使い、似たような樽で均一の環境に貯蔵していても、長い年月のうちに一つひとつの樽の個性が違ってきてしまうものなのです」

「そうなのですか。私たち科学者が『カオス』と呼ぶ現象ですね。最初はごくわずかの違いでも、時間の経過とともに大きな隔たりへと拡大していく。これは、生命がかかわる様々な

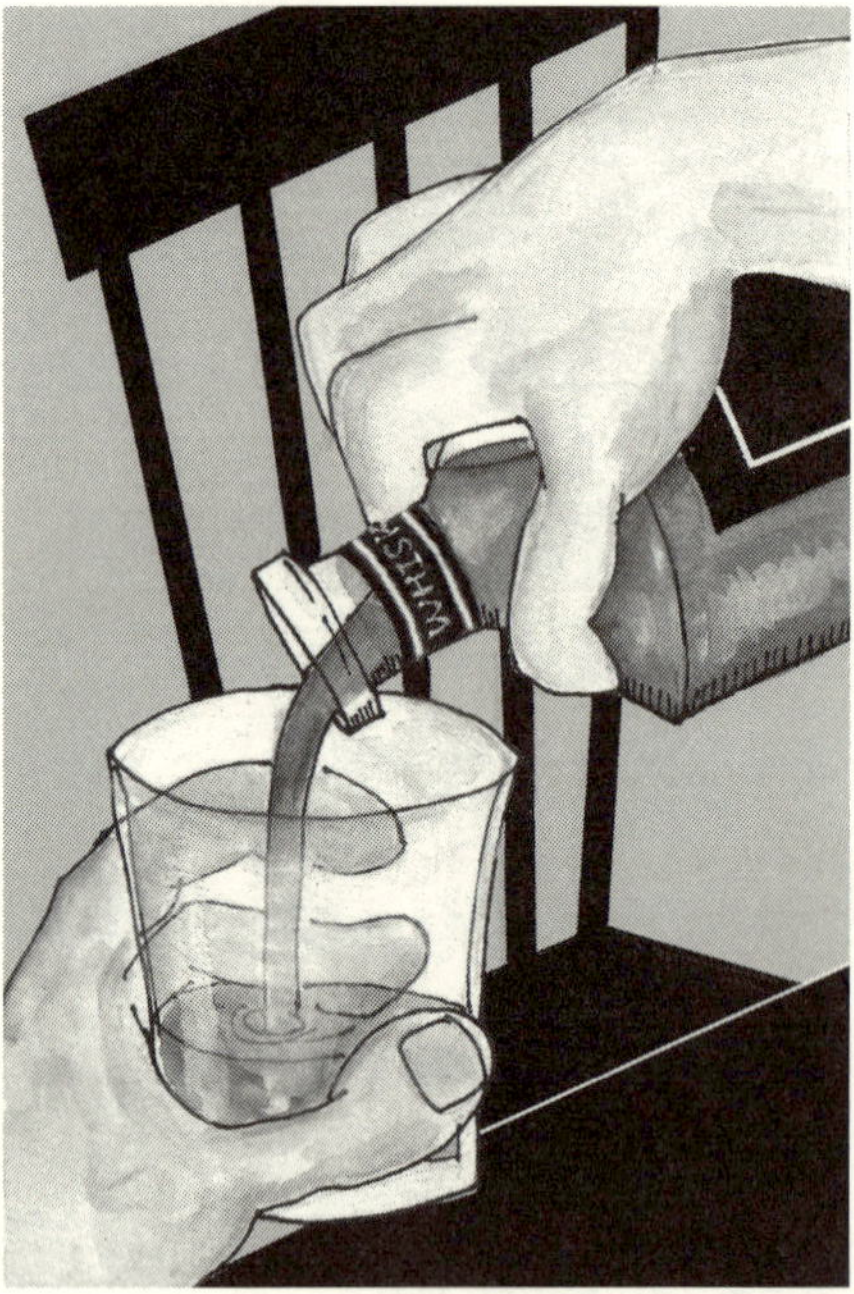

現象の特徴ですね」

　こんな会話が私たち二人の間で交わされた。

　ウィスキーの語源は、ゲール語の「ウシュクベーハー」（生命の水）にあるという。ウィスキーの熟成のプロセスは、まさに生命の作用そのものである。

　一事を極めれば、万事に通じる。ウィスキーづくりは、私たち人間がかかわる広範な領域にも適用できる様々な含意に満ちているのではないか。

　まずは、多様性の大切さである。ユニークな個性をもった多様な原酒がなければ、ウィスキーづくりは始まらない。味のレパートリーが、狭くなってしまう。

人間の社会においても、多彩な人びとが存在することが大切だとしばしば強調される。特に、日本のように「単一民族」や「単一文化」という印象（ないしは幻想）が強い国においては、ユニークな個性を持った個人を育むことが社会のダイナミズムを保つ上で必要であることは間違いない。

では、どうすれば社会の中に多様性を培うことができるのか。様々な個性を伸ばすことは、トップ・ダウンでコントロールしてできることではない。ウィスキーの原酒が、同じように仕込んでも自然に異なる個性を伸ばしていくように、人間もまた、放っておけば、それぞれのキャラクターを発展させていくことができる。多様さを強制することはできないのである。

ある程度の環境を整備することは必要だが、その後は自由放任こそが大切なこと。管理しようとしても、しきれるものではないこと。ともすれば政府主導で物事を進めたがる日本人にとって、心に留めておくべき教訓なのではないか。

一方、生まれてきた多様な個性をどのように活かすかという方法論を考える上でも、ウィスキーづくりは示唆を与えてくれるように思う。

しばしば、個性を強調し過ぎると、社会の調和が失われるなどと言われる。確かに、一人ひとりがただ自分を主張するだけでは社会は回っていかない。

では、どうすればよいのか。

ウィスキーづくりのプロセスにおいて、多様な原酒ができるのは良いことである。しかし、一つひとつの原酒単独では、その個性が際立ち過ぎて、飲みにくいことがしばしばあるという。そこで、その個性を響き合わせておいしいウィスキーをつくるのが、ブレンダーの仕事。時には四〇種類も組み合わせて、目指す味をつくり出す。

単独では欠点になる特徴が、ブレンドすることで活きるのだと輿水さんは言う。いわゆる「優等生」的な原酒だけを混ぜても、平板な味になってしまう。とても飲めないような際立った個性の原酒でも、他の原酒と配合することで、全体として、この上ない美味に仕上げることができるというのである。

個性を育むプロセスそのものはコントロール不可能で、自然に任せるしかないが、それだけでは素晴らしい結果を生み出すことはできない。個性を響かせ合い、さらに上の境地を目指すためには明確なヴィジョンや、目的意識が必要とされる。

輿水さんのウィスキーのブレンド術は、組織や社会においていかに個性を活かすかという命題に直結しているように思われた。

湯川博士の教養という裾野

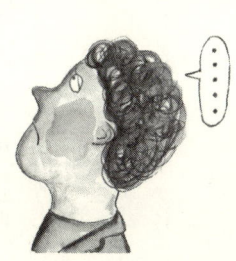

戦後の日本人に大いなる勇気を与えた出来事の一つとして、一九四九年に湯川秀樹《ゆかわひでき》博士に届いたノーベル物理学賞受賞の知らせが挙げられる。敗戦の精神的痛手から立ち直ろうと苦闘していた当時の日本人にとって、日本人初の栄誉の知らせは、大いに自信を与え、勇気づけられるニュースであったと伝え聞く。

それまで、物質を構成する最小単位である素粒子は永遠不滅のものであると考えられていたが、湯川博士が、寿命を持ち消滅してしまう「中間子」の概念を初めて提出した。有限な命を持つ粒子を考えなければ、物質の相互作用は説明できないというのが湯川理論の核心である。

それまでの世界観を変えるような革新的なアイデアが、戦前、戦中に次第に世界から孤立

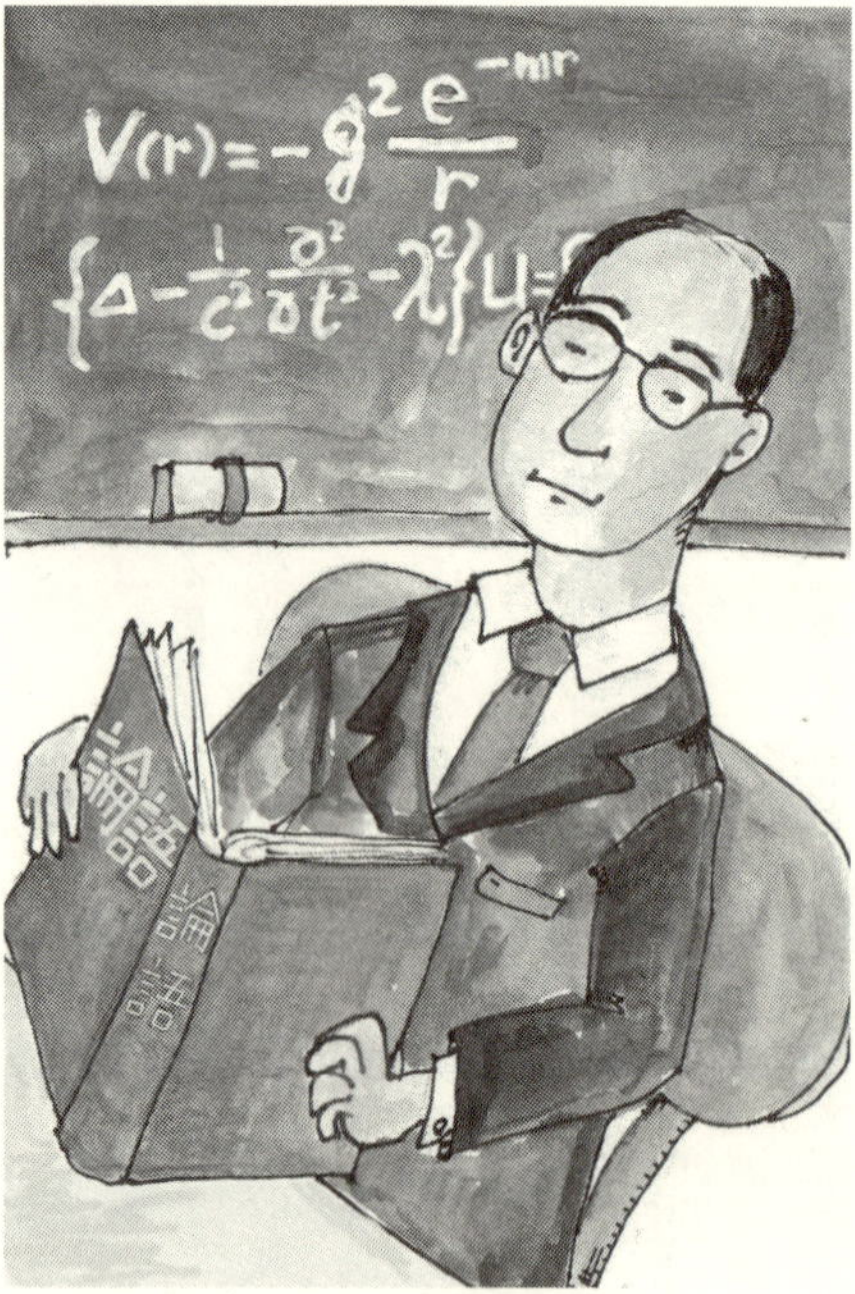

していった日本から生み出されたわけである。湯川博士の偉業は、時代背景を考えるとさらに輝きを増す。大学で物理学を専攻した私にとっても、湯川博士は少年時代からの憧れの人であった。

　湯川博士に続く日本人のノーベル賞受賞者となった朝永《ともなが》振一郎《しんいちろう》博士は、一九〇七年一月二三日生まれの湯川博士よりも少し早い、一九〇六年三月三一日に生まれている。二人は旧制三高、京都大学での同級生。二〇〇六年は朝永博士、翌年は湯川博士の生誕一〇〇周年で、両博士を記念したシンポジウムが京都大学で開かれた時、私も参加した。

フィールズ賞を受賞した森重文《もりしげふみ》・京都大学教授や、湯川博士の下で一〇年以上薫陶を受けた米沢富美子《よねざわふみこ》・慶應義塾大学名誉教授など、多くの関係者が集まって湯川、朝永両博士の業績や人柄を偲んだ。

湯川博士の業績は、理論物理学におけるそれである。理論物理というと、難解な数学を使うこともあり、きわめて専門的な分野という印象が強い。やはり、若い時に集中的に勉強して、早めに頭角を現さなければどうしようもないというイメージを持つ人が多いだろう。

しかし、理論物理の天才を育成するためには「鉄は熱いうちに打て」を実行するのがよいかというと、事はそんなに単純ではなさそうだ。

幼少期から数理系の専門的な訓練をするいわゆる「英才教育」を行った事例がよく知られているが、若くして大学に進むなどの成果はあるものの、その後伸び悩んでしまうことが多い。なぜ、英才教育による「早熟の天才少年・天才少女」はその後、才能を伸ばせないことが多いのか。湯川博士の生涯に、この疑問に対する答えのヒントが隠されているように思う。

湯川博士のお父さんは本が好きで、蔵書で手狭になる度に「もっと広いところに移らなければダメだ」とばかりに引っ越しを繰り返す、そんな家庭環境だったという。湯川博士も、幼少期から『論語』や『史記』などの中国の古典を徹底的に素読させられた。後年、湯川博士の物理学に留まらない幅広い教養は世間に知られることになるが、その礎は子どもの頃に築かれたのである。

漢籍の素養は、理論物理学には直接関係ないように思われるかもしれない。確かに、幅広い教養だけでは、独創性を発揮できない。集中的に理論物理を勉強し、思索するということがなければ、中間子理論もノーベル賞受賞もなかったであろう。

その一方で、脳の仕組みから考えると、漢文の素読で培われたような総合的知性が、中間子理論の独創につながった可能性は高い。脳の中では、漢籍の教養と数理的な思考をそれぞれ担う部分は完全に独立しているわけではない。全ての要素はお互いにつながり、関係し合っているのである。

総合的な教養、知性という「裾野」があって、初めて鋭利な専門的能力も立ち上がる。理論物理学をやろうという場合でも、直接の関連性が高い物理や数学の知識だけが必要なのではなく、一見関係がないようにも見える『論語』の素養が役に立つ。だからこそ、人間の知性は奥深く、面白いのである。

対象となる活動分野が、文学のように、最初から「酸いも甘いも嚙み分けた」人生経験を必要とするようなものだったら、総合的知性が作品に反映されるのも当然と思われるかもしれない。総合的知性が必ずしもその業績に直結せず、場合によっては邪魔するかにさえ見える理論物理学のような分野において、様々な素養が役に立つという視点が興味深いのである。人間としてのトータルな力がなければ、どんな専門性においても天才という名に相応しい仕事を残すことはできない。どうやら、それが真実であるようである。

ルネッサンスが生んだ最大の天才の一人、レオナルド・ダ・ヴィンチは、様々な分野での活動を残した人であるが、最も質が高く、後世に引き継がれるべきはその絵画作品であろう。発明のスケッチなどは、実作をしない前のアイデア段階に留まっているものも多いが、『最後の晩餐』を始めとする絵画作品は、まさに人類が誇るべき掛け値なしの傑作である。

ダ・ヴィンチが『モナリザ』の微笑みのような表現に達することができたのも、人間性の本質についての深い理解と洞察があってゆえである。単に絵画の技法に卓越しているだけでは、あの謎の表情は描き得なかったろう。

社会に出てからの専門性に直結する教育だけでは育めない、人間の知性がある。湯川博士の教えは、現代でも生きている。

青山二郎の「箱書き」の自由と自負

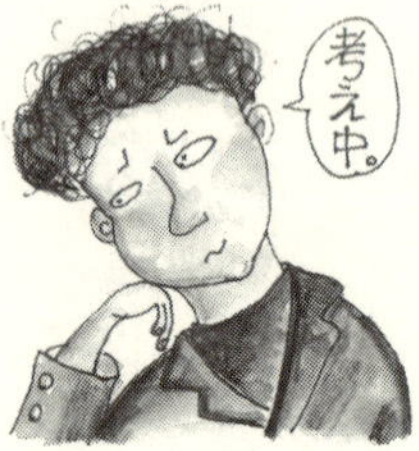

週に一回、東京藝術大学での授業を持っていることもあり、現代の美術の動向には深い関心を抱いている。

アートというと、油絵や彫刻といった表現方法を思い浮かべる方も多いかもしれないが、実際には、現代の美術表現は「何でもあり」の世界となっている。どんなこともできるからこその自由、それと裏腹の苦しさに耐えて、芸術家たちは表現を試み続けている。

数年前に見た、ある国際美術展には、主催者側から支給された制作費を全て銀行口座に入れ、「誰でも、理由を書いて申請すれば、お金を下ろすことができる」という趣旨が書かれた紙一枚の「作品」が展示されていた。

そんな紙一枚のどこが芸術なのかと首を傾げる人がいるかもしれない。しかし、その作品に接することで、見る側がある特定の印象を受ければ、それは立派な表現なのである。手段は何でもよい。この世の他のものでは喚起することができない「何か」を生み出せれば、それは立派なアートと認められる。そのような自由があってこそ、人間の創造性が最大限に発揮される。

何十倍という難関を突破して入学してきた東京藝大油画専攻の学生たちも、卒業制作では油絵を描かないことが多い。ビデオ作品をつくったり、様々なものを配置した、いわゆる「インスタレーション」を展示したり。新しい表現の形を求めて苦闘する若き芸術家の卵たちの姿には共感できる。

そんな「何でもあり」の現代美術の世界に大きな影響を与え続けているのが、一八八七年にフランスに生まれ、主にアメリカで活躍した芸術家、マルセル・デュシャンである。

デュシャンを一躍有名にしたのは、既製品の便器にサインをして『泉』という名前の芸術作品として発表したという「事件」だった。美術展に出品したはずだったのになぜか展示されず、実物もどこかに消えてしまって写真しか残っていないデュシャンの『泉』だが、世界の美術関係者による投票で、「もっともインパクトを与えた二〇世紀の現代美術作品」に選ばれるなど、いまだに美術界に影響を与え続けている。

デュシャンがやったこととといえば、便器を店で買い、それにサインしただけのことだった。それでも、この作品が「芸術品」であると見なされるのは、なぜか。その意味を問いかけることで、現代の美術が置かれている状況の本質が見えてくる。

デュシャンの手法は、「レディ・メイド」と言われる。すでにあるもののうち、自分の鑑賞眼にかなうものを見いだし、それを自身の表現として採用する。何もやっていないようでいて、しかし、何を選ぶかという点において、その審美意識が問われている。

何でもよいというわけではない。たとえば、既製の「椅子」を使ってそれを「レディ・メイド」の作品としようと思ったら、やはり慎重に選ぶことになるだろう。生涯に一回しか、「レディ・メイド」の「椅子」を作品として発表できないとしたらどうか。誰でも真剣になるのではないか。一年中、毎日、家具店をハシゴして「私の一脚」を探し求めたとしても、果たして巡り合えるかどうか。実際、デュシャンはその生涯のうちに「レディ・メイド」の作品を少ししか発表していない。

そんな現代美術の本質論との深い結びつきを、意外な分野で見いだした。日本の文化を考える上では避けて通ることのできない、「骨董」の世界である。

友人の白洲信哉《しらすしんや》が過去数年、その準備に心血を注いできたという特別展「青山二郎《あおやまじろう》の眼」

を、滋賀県のMIHOミュージアムに見に行った。小林秀雄が「僕たちは秀才だが、あいつだけは天才だ」と評した男。その見識を慕って多くの文人が集まり、「青山学院」だと言われたほどの鑑賞眼。今や伝説と化した青山二郎の美意識にかなった骨董品を中心に、希代のカリスマの魅力を伝えて余りある展覧会だった。

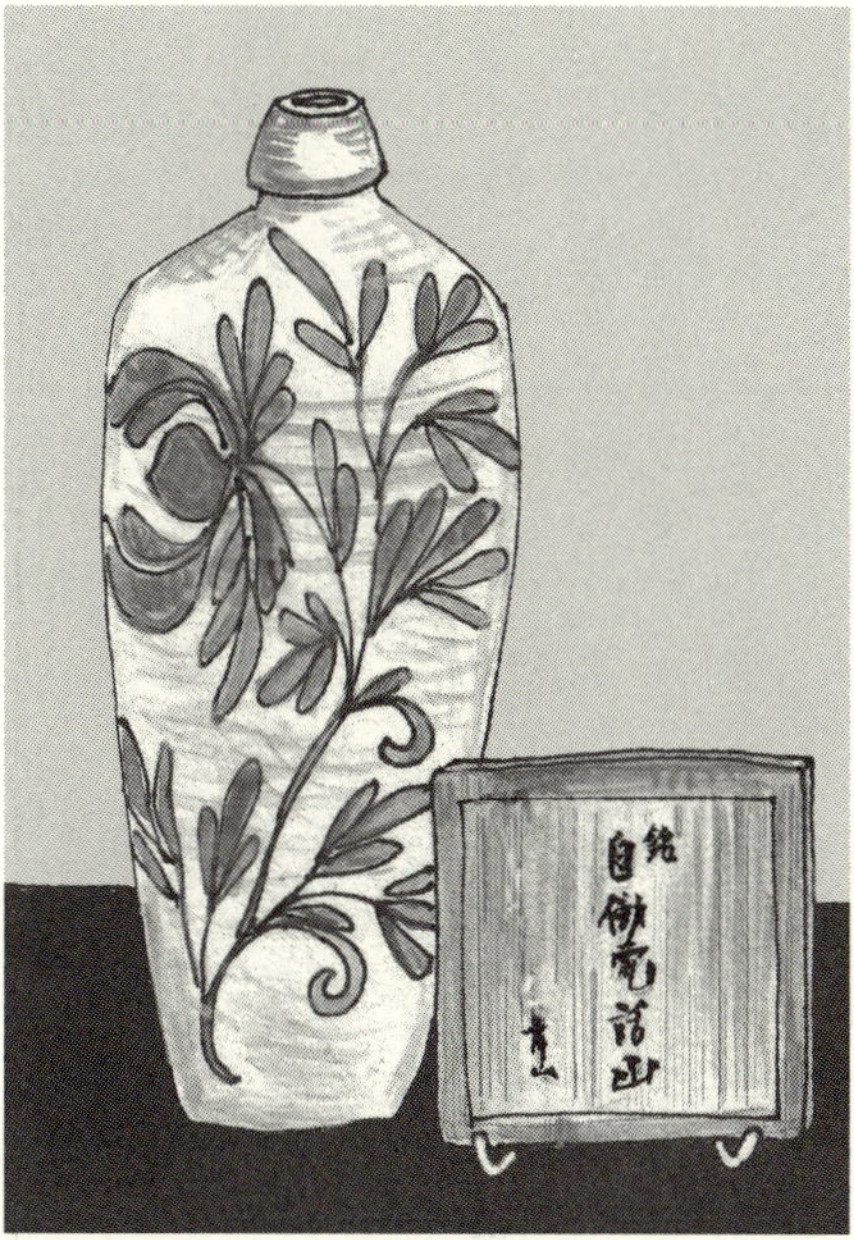

　山の中に建てられた立派な美術館の広々とした会場で青山二郎が宋の梅瓶《めいびん》の箱にしたためた「自働電話函」という銘などを眺めているうちに、はっとひらめいた。骨董の本質は、デュシャンと同じ「レディ・メイド」にある。ああ、そうか、と思っているうちに、俄然面白くなってきた。

青山二郎の才能が知られるようになったきっかけは、まだ二十代の時に中国陶磁の膨大なコレクションを独自の眼で選別し、『甌香譜《おうこうふ》』にまとめたことである。数多くの骨董を見ても、その中で自分の眼にかなうものは万に一つ。逆に言えば、それくらいの美意識を持って接しなければ骨董界の教祖にはなれない。

既製品を買ってきて、サインをする。骨董品を選り分けて、「箱書き」を書く。スタイルの差こそあれ、青山二郎とデュシャンがやっていることは、その本質において通じる点がある。そのことに気付いた時、魅力的だが何だか古めかしくも感じていた骨董の世界が、急に現代美術の最先端につながったのである。

すでに評価が定まっているから、あるいはオークションで高い値段をつけるから価値があるのではない。世の中にある森羅万象から、自らの美意識に従って選別する。それは、最高に自由で、また創造的な行為である。

デュシャンも青山二郎も、結局は自分を信じた。世評におもねぬ自負こそが肝要なのだとすれば、現代美術や骨董も、まだまだ信じるに足る。

美しいと感じることは、つまりは生きるということにつながっているからこそ、それは本質において自由でなければならないのだろう。

社会化されるな、子どもたち

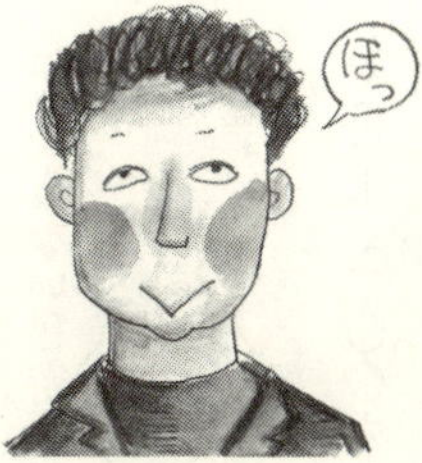

子どもというものは正直なもので、大人のように社会の思惑に合わせて自分の行動を変えるというようなことはしない。

絵本や映画、劇なども、いくらこれは名作だ、価値があると大人たちに言われても、納得しなければ素直におとなしく見てはいない。見たいものは誰に命令されなくても見るし、興味を惹かれないものには見向きもしない。

「子どもだまし」などと世間では言うが、本当は子どもをだますことなどできないのである。だまされるのは、むしろ大人のほうであろう。

宮崎駿《みやざきはやお》さんの作品は、子どもの素直な感性に訴えかけるという意味で卓越していると常々思ってきた。

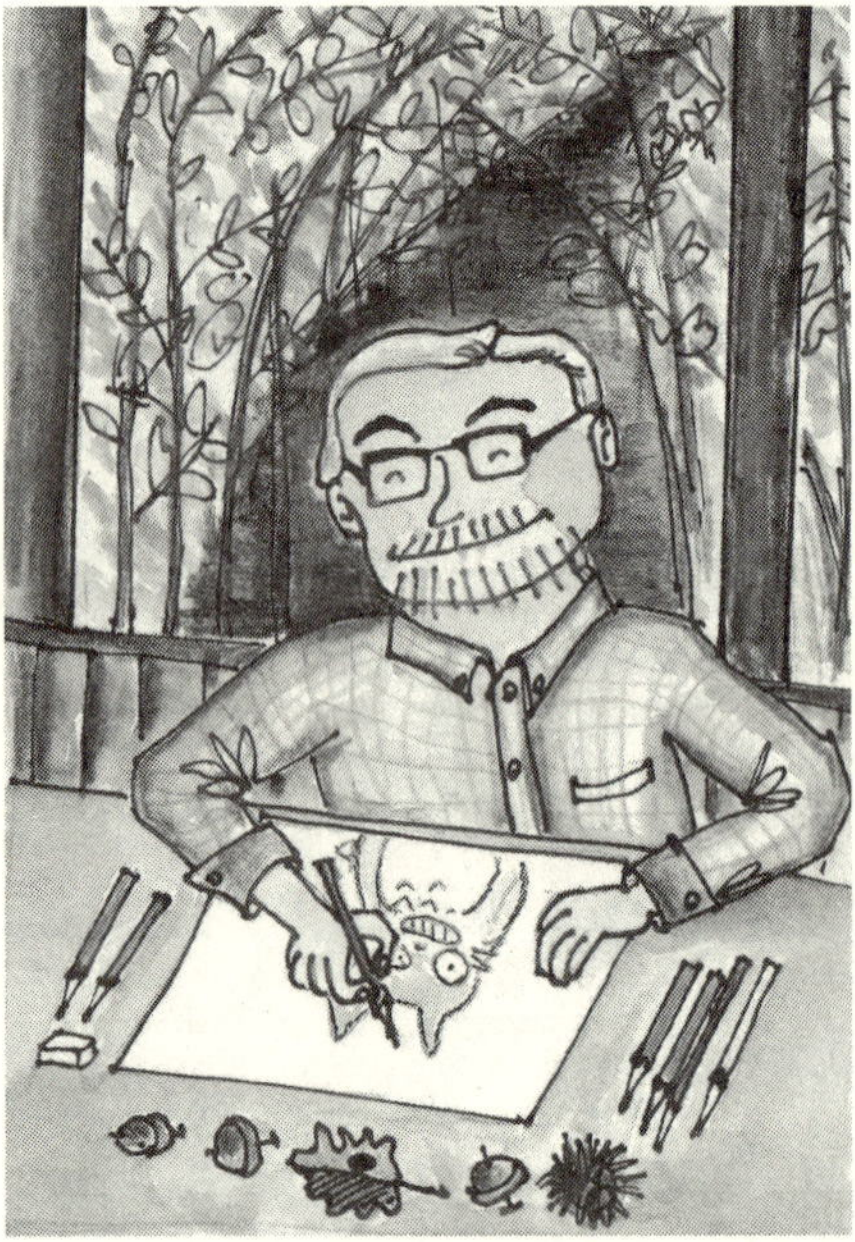

『風の谷のナウシカ』『となりのトトロ』『もののけ姫』『ハウルの動く城』……。どの映画を子どもたちに見せても、目を輝かせて食い入るように見ている。しかも、繰り返し見る。トトロやマックロクロスケが登場するところで歓声を上げる。大人が見てももちろん面白いが、宮崎作品には、何か、子どもの心を惹き付けるとてつもない秘密があるに違いない。

「プロフェッショナル　仕事の流儀」の収録で、スタジオジブリを訪問した（二〇〇七年三月二七日放送）。宮崎駿さんにお話を伺うためである。

以前、ジブリのプロデューサーの鈴木敏夫《すずきとしお》さんが番組のゲストでいらして以来（二〇〇六年四月六日放送)、一度宮崎さんとお話ししたいと思っていた。その念願がやっとかない、私も住吉美紀《すみよしみき》アナウンサーも、宮崎さんとのお話を心から楽しみにしていた。

アニメーションの制作をしているスタジオの建物から歩いてすぐのところに、宮崎さんが仕事をするアトリエがあった。宮崎さん愛用のシトロエンの特徴ある車体が目に飛び込んできた。

アトリエのドアを開けるとそこに立っていらっしゃる、という話だったが、宮崎さんは外にいらして、私たちが手を振ると、振り返してくださった。

アトリエの吹き抜けを見上げるテーブルに座って、対論が始まった。初めてお目にかかる宮崎さんは、映画から想像される通りの、とても素敵なお人柄だった。

宮崎さんの作品が、これほどまでに子どもたちの心を摑んでいる秘密は何か。卓越した絵の技量はもちろんのことだが、宮崎さんご自身が子どもの心を失っていないことこそが秘訣なのだと、改めて確認した。

ほんの短い時間でも、たとえばそれが大人にとっては何気なく過ごす平凡な時間のようでも、子どもたちにとってはかけがえのない学びと成長の機会であり、たくさんの宝石が詰まっている。

子どもは、少し会わなかっただけで、驚くほどの成長を遂げている。しばらく間をおいて再会すると、見違えるようになっている。そのような子どもたちが見ている世界に通じる何かを、宮崎さんは表現しようとしている。

子どもの世界は、予定調和でも、大人たちの思惑通り行くわけでもない。むしろ、一筋縄ではいかない「天の邪鬼」な衝動に満ちている。

「宮崎さんは、ちょっとへそ曲がりなところがあるのではないですか」

収録中、私は思わずそう言ってしまった。宮崎さんは笑いながら、「ははは、きっとそうですよ」と言われた。

大人はものわかりが良い。そうでなければ、社会の中でうまくやっていけない。自分たちがそうだからと、子どもたちにもついつい同じことを求めてしまうが、それでは子どもを「小さな大人」にしてしまう。

子どもは、大人の言うことなど簡単に聞いてはくれない。容易に社会化され、取り込まれないからこそ子どもたちの個性は輝く。その光を、宮崎さんはしっかりと見つめている。

宮崎さんの描く個性溢れる子どもたちは、愛に満ちている。愛というものは、安易に他人に迎合することではない。自らをしっかり立たせなければ、他人を愛することなどできないのだ。

　子どもの持つユニークな可能性とは何か。

　大人たちは、そこから何を学ぶことができるのか。

　徹底的に考え抜いた末でなければ、宮崎作品のような深みを出すことはできないのである。

　対談中、宮崎さんは何度も、「ぼくの作品は、本当は一度見てもらえばそれでいいのだけれど」と言われた。「そういえば、あの時トトロやマックロクロスケを見て、面白かったなあ」と思い出すくらいの関係が理想的なのだという。子どもにとっての時間の意味について深く考えてきた宮崎さんならではの言葉だろう。

「ぼくは、理想的な子ども時代を過ごしたとは言えないんです。だから、いつまで経っても、子どもの世界にこだわってしまうのかもしれませんね」

　宮崎さんの言葉に、その創造の秘密を垣間見た気がした。

　一時間の予定が三時間近くになった対論が終わり、宮崎さん自ら、アトリエの中を案内してくださった。アトリエの吹き抜けには、アーチのような橋が架かっている。

「この建物が完成して、あの橋の上を走り回る子どもたちの笑い声が聞こえた時、ああ、これで祝福が済んだなと思いましたよ」

どうすれば人に選ばれるか

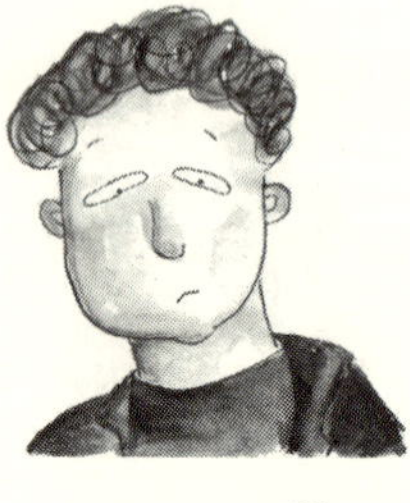

二〇〇七年に行われた東京都知事選挙は大いに注目を集めた。選挙結果が意にかなった人も、不本意だった人もいるだろうが、一度選ばれれば、その指導者が民意を受けてベストを尽くし、有権者もとりあえずはあたたかく見守るのが民主主義の原理というものである。
統一地方選の後には、夏の参議院選挙もあった。改選される議員や、出馬を予定している人にとっては、そわそわする季節だったであろう。一方、有権者の一人としては、選挙は大切な一票を投じる貴重な機会であるとともに、興味を惹く「お祭り」でもある。
なぜ選挙が興味を惹くのかといえば、その結果が容易に予測できないからである。知名度があり、政党や団体の支持も固めた人が必ず通るとは限らない。果たして、ある候補者に「風が吹く」のかどうか。その社会的、心理的メカニズムを選挙関係者は誰でも知りたいだろうが、そんなに簡単な話ではない。

無党派層が増えているという。一昔前のように、イデオロギーだけで投票する時代ではない。人間の脳が選択したり、決断したりする時には、ある特定のルールに従うのではなく、半ば無意識の「直観」が働くということが様々な研究からわかっている。イデオロギーや所属政党で決めていた時代は、脳はその直観の働きを十分に発揮できなかった。人間の脳の働きからいえば、本来は無党派的な振る舞いのほうが自然なのである。

脳は、候補者の人物像や、政策、メディアを通して流れてくる様々な情報を総合する。そして、最終的には「好き嫌い」に近い形で脳の感情のシステムが選択する。選挙ポスターの横を通り、投票所に出向き、投票用紙に向かい合う瞬間まで結果はわからないこともある。そんな「水もの」を何とかしようというのだから、選挙の戦略は難しい。

私は今までに一度だけ選挙で選ばれる側に立ったことがある。中学二年生の時、クラス代表として推されて生徒会長の選挙に立候補したのだ。体育館に全校生徒が集まって、一人ひとりが演説をした。

正直言って、勝ち目があるとはとても思えなかった。女の子に圧倒的な人気を誇る、かっこいいK君が出馬している。剣道部の主将で、ちょっと不良っぽいY君も出ている。K君は

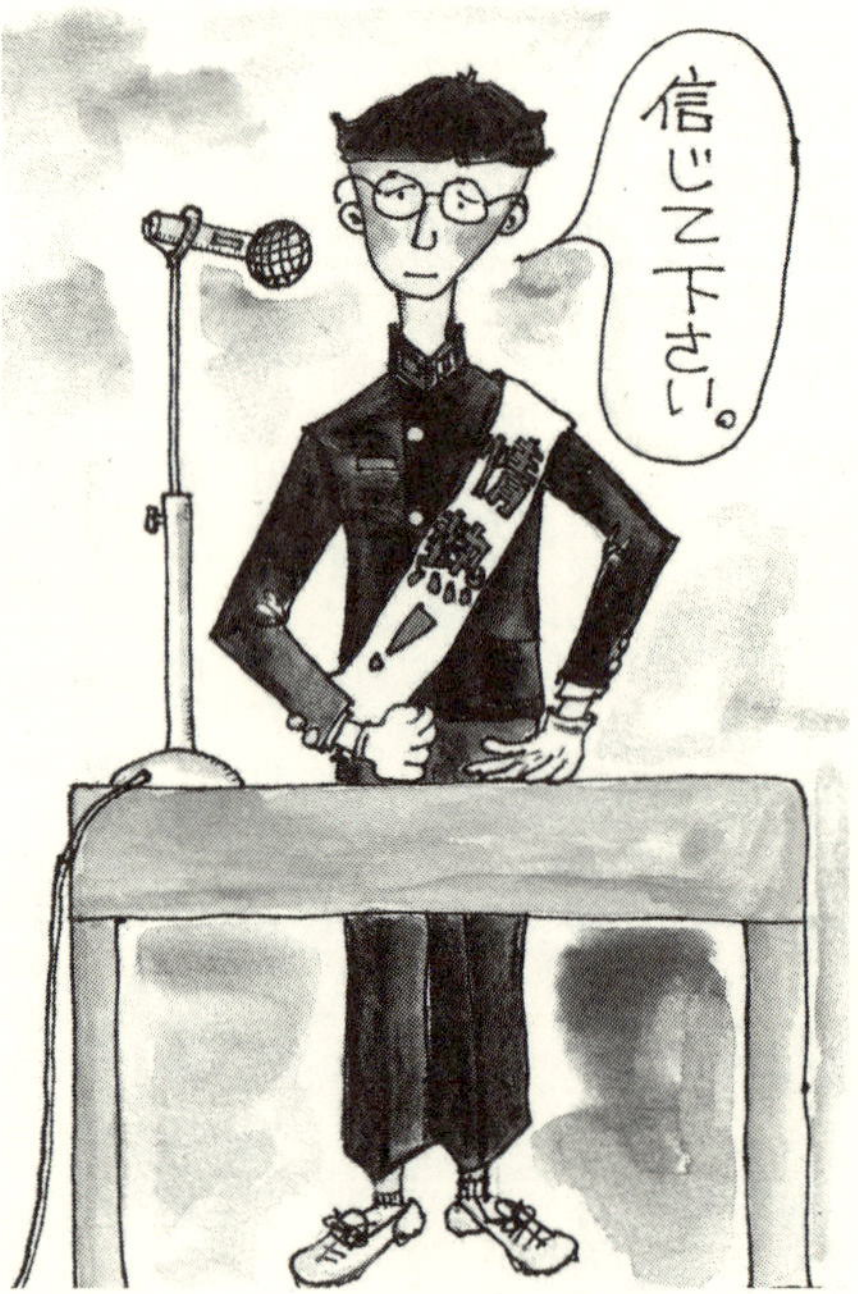

ほっそりとした長身の美男子で、陸上部の練習に出ると、女の子から黄色い歓声が飛んだ。Y君は、いつも剣道の防具を小脇に抱えていて、バレンタインデーにチョコレートをたくさんもらう。そんな二人に、人気の上で対抗できるはずがないと思った。

私は実に子どもっぽい中学生だった。勉強はできたけれども、スポーツはからきしダメだし、不良っぽい子のようなカリスマ性もなかった。「女の子は、ちょっと不良っぽい男の子が好きなのよ」と真顔で「忠告」されたこともあったが、そんなアドバイスを活かすことができるなら苦労はしない。

演説を終え、他の候補者の話も聞き、こりゃあダメだと思いながら体育館から戻ってきた。しばらく経って職員室の前を通り過ぎると、先生が「おい、茂木、お前が当選したぞ」と言っている。驚いて張り紙を見ると、確かにK君やY君を抑えて、私がトップの得票数になっている。不思議なことがあるものだ、と思った。それから何だか恥ずかしくなって、穴があったら入りたくなった。

演説会の時に、「信じてください、ボクの情熱を」と大いにぶった。どうやらそれが効いたらしい。あれはどうみても青春ドラマのようだった。あんなに熱弁してしまって、これから校内をどんな顔をして歩こう。生徒会長として、何ができるんだろう。そんなことを考えていたら、居たたまれなくなったのである。

結果として、私は一年の任期を全うした。最大の成果は「靴下は無地に限る」とされていた校則を、先生と交渉して「ワンポイントまでＯＫ」としたことだった。今から考えれば、微笑ましい限りである。

中学校の生徒会会長選挙などという小さな例を考えても、投票する人たちの脳の中で一体何が起きているのか、本当にわけがわからない。まさに選挙は魔物である。選挙結果で人生が左右されてしまう政治家は、ある意味では究極の「人気商売」である。どうやったら自分の人気が出るのか、暗中模索の連続だと想像する。

無党派層が多数を占める選挙では、政策を明示する「マニフェスト」が重要であることは言うまでもないが、同時に、候補者の人柄が大きなウェイトを占める。政党の盛衰も党首の人間的魅力に依存する。政治家が、「人間力」を鍛えなければならない時代になった。

他人に信用してもらうにはどうすればよいか。説得力のある人になるための秘訣は何か。言い古されたことだが、「正直」になるのが一番である。他人が正直にものを言っているかどうかを判定することが、時に生死にかかわる重大事となりかねないから、脳も必死になる。本人も心から信じてはいないことをスローガンとして連呼していると、有権者も敏感にその嘘を感じ取る。

過去数回の選挙では、表明されている政策がどのようなものであれ、それを本気で言っているかどうかが結果を左右したというのが私の分析である。

無党派時代の選挙で勝つためには、「本気力」が必要である。もっとも、心おきなく本気になるためには、良心に照らして恥じない政策を練り上げる必要があるのは言うまでもない。

第三章　「知」は進化の特効薬

脳学事始 vol.3

脳は自ら意欲するほうへ進化する

進化の原理を考える時に、「一所懸命やると、その通りになる」と説明する人がいる。ゾウは、水を飲もうと鼻を伸ばしているうちに、長い鼻になった。キリンは、葉っぱを食べようと背伸びしているうちに、長い首になった。鳥の祖先は、飛ぼうと羽ばたいているうちに、翼が生えた。

もちろん、これらの説明は俗説で間違いであるが、脳に関する限り、そうとも言えない。脳は、確かに意欲に導かれて変化する。脳の回路全体の指揮者役と言えば前頭葉だが、中でも自我の中枢である前頭前野は、その時々の欲望に従って様々な脳回路の活動を上げたり下げたりする。

だからこそ、音楽家を目指す者の脳は、次第に音楽家の脳になっていく。数学者の脳、文豪の脳、職人の脳。それぞれの脳が、生まれつきユニークな特徴を持っているわけではない。意欲を持って日々を過ごしているうちに、少しずつ変化して個性を開花させていくのである。

意欲さえあれば脳は変わる。それは確かだが、そもそも、なぜある意欲を持つのかということは別問題である。人生において一番難しいのは、実は意欲を持つことである。成功体験が前に進む情熱を育むということだけは言えるが、そのような脳の学習のメカニズムを生かしきることはなかなかに難しい。教育の要諦はまさにそこにあるし、哲学的に言えば、果たして「自由意志」はあるのかないのかという問題にもつながる。

「進化」について考えると、別の論点が出てくる。個人の人生の中で、意欲に導かれて脳が変わるのは良いとして、それが世代を超えてどのように受け継がれるのか。生きている中で身につけた性質（獲得形質）の遺伝は基本的にないと考えられている現代の進化生物学において、ある世代で身につけたことは、次世代の脳に直接受け継がれない、とされる。

ここで、文化が重要なファクターとして登場する。遺伝子を通して直接伝えられるのではないにせよ、文化の影響力を受けた学習のプロセスとしては伝わり得るし、また実際に伝わっているのである。ビートルズのメンバーは、自分たちの夢見る音楽を追求することで、「ビートルズの脳」になった。後期の『レット・イット・ビー』や『ザ・ロング・アンド・ワインディング・ロード』といった楽曲は、そのようにして特性を伸ばしていった脳が到達した、素晴らしい境地を伝えている。

ビートルズの後から来るバンドは、その地点からスタートすることができる。遺伝子を通して伝わるわけではない。文化を通して受け取るのである。こうして、音楽をとんがらせるという意志は、受け継がれていく。「音楽の鼻」のようなものが仮にあるとすれば、「音楽のオアシス」から水を飲むために、その鼻はぐんぐん長くなる。

文化という、遺伝子を通さずに性質を伝える装置の発明によって、脳は自ら意欲する場所に進化して行けるようになった。人類の一人ひとりが忘れてはならぬ、自然からの素晴らしい贈り物である。

茂木流受験克服法を大公開！

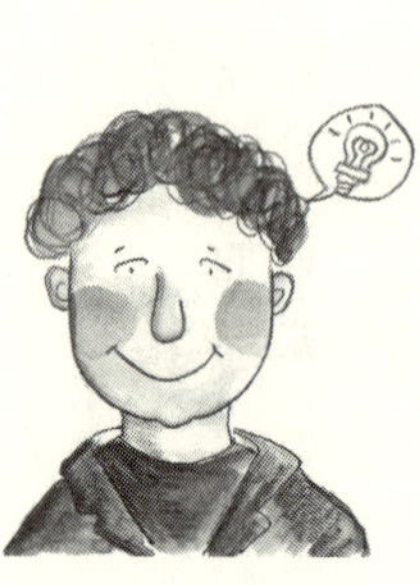

毎年、受験シーズンが到来すると、かつて自分もそのまっただ中にいた緊張感を思い出す。生涯が左右されるというのは大げさにしても、受かるか、落ちるかが人生の重大な分かれ道であることは確かである。

私は中学受験はしなかったので、小学生の時から重圧を感じるという経験はなかった。一〇歳を越えた頃からもう「戦場」に投げ込まれるという事態は、どんな理由があるにせよ、いささか行き過ぎであると思う。

日本の入試のあり方については、いろいろと言いたいことがある。しかし、現状がそうなっているのだから、その中に投げ込まれた者は、とにかくベストを尽くすしかない。

私の本格的な受験は、高校からだった。県立の進学校に行く予定が、中学三年の一〇月ぐらいになって、急に国立大学の付属高校を受けることになった。県立の試験科目には地理がなかったので、ゼロからやり直さなければならなかった。随分あわてて勉強したが、幸い受かることができた。

高校も大学も、いわゆる「すべり止め」は受けず、一回だけの受験だった。その理由を明かすと、「お前はいいよな」と嫌みを言われることもあるが、単に受験勉強のコツを摑んでいただけだと思う。自分なりのノウハウもあった。その一部を、公開してみたいと思う。まず、何よりも大切なのは「集中力」である。私の場合、どんなところにいてもすぐに集中できた。家族との団欒《だんらん》の場である居間にいても、平気で勉強に集中していた。

集中力を養うにはどうすればよいか。「時間制限」を設けるのも一つの方法である。私は、勉強をする時には必ず横にストップウォッチを置いて、制限時間内で、あるいはその前に、なるべく早く終わらせるように心がけていた。

もちろん、拙速は禁物である。いい加減にやって、間違ってしまっては元も子もない。しかし、適度の時間の制約の中で、心地よい緊張感を持って問題にのぞむという経験は、集中力を養うために必要不可欠な要素であると思う。

次に、試験に欠かせない記憶力であるが、これは、「様々なモダリティを総動員する」に限る。ここで言う「モダリティ」とは、「視覚」や「聴覚」といった感覚の種類を表す専門用語である。手足を動かすといった運動的要素も、脳の「モダリティ」の一つとされる。

漢字を覚えるのだったら、黙読し、実際に書いてみるとともに、音読してみる。歴史上の様々な事項も、教科書や参考書を読み、声に出し、さらには書いてみる。このように、できるだけ多くのモダリティを動員することで、記憶の定着が良くなるのである。

脳の側頭連合野に蓄積される記憶は、もともと、視覚や聴覚といった異なるモダリティの情報を統合する形でつくり上げられる。もちろん、ある一つのモダリティだけの情報でも覚えることはできるが、複数のモダリティが交錯すれば、それだけ記憶が強靭になるのである。

様々なモダリティを動員して記憶するのは、とても忙しい。読んだり、書いたり、声に出したり。他人に見られると、ちょっと恥ずかしいかもしれない。いくら居間でも集中できるとはいえ、私も、暗記をする時だけは、「鶴の恩返し」のように静かなところで人に見られずにやっていたように思う。

人生全般においてもそうであるが、勉強において何よりも大切なことは、「楽しんで」やることである。勉強や試験がうまくいかないと悩んでいる人は、たいてい学ぶことを楽しむことができないでいるのではないかと思う。

苦手なことを楽しめるはずがないと言うかもしれないが、何としてでも勉強によろこびを感じるようにできなければ、効率を上げることなどできないのである。つまらないと思ってやっていても、時間の無駄である。

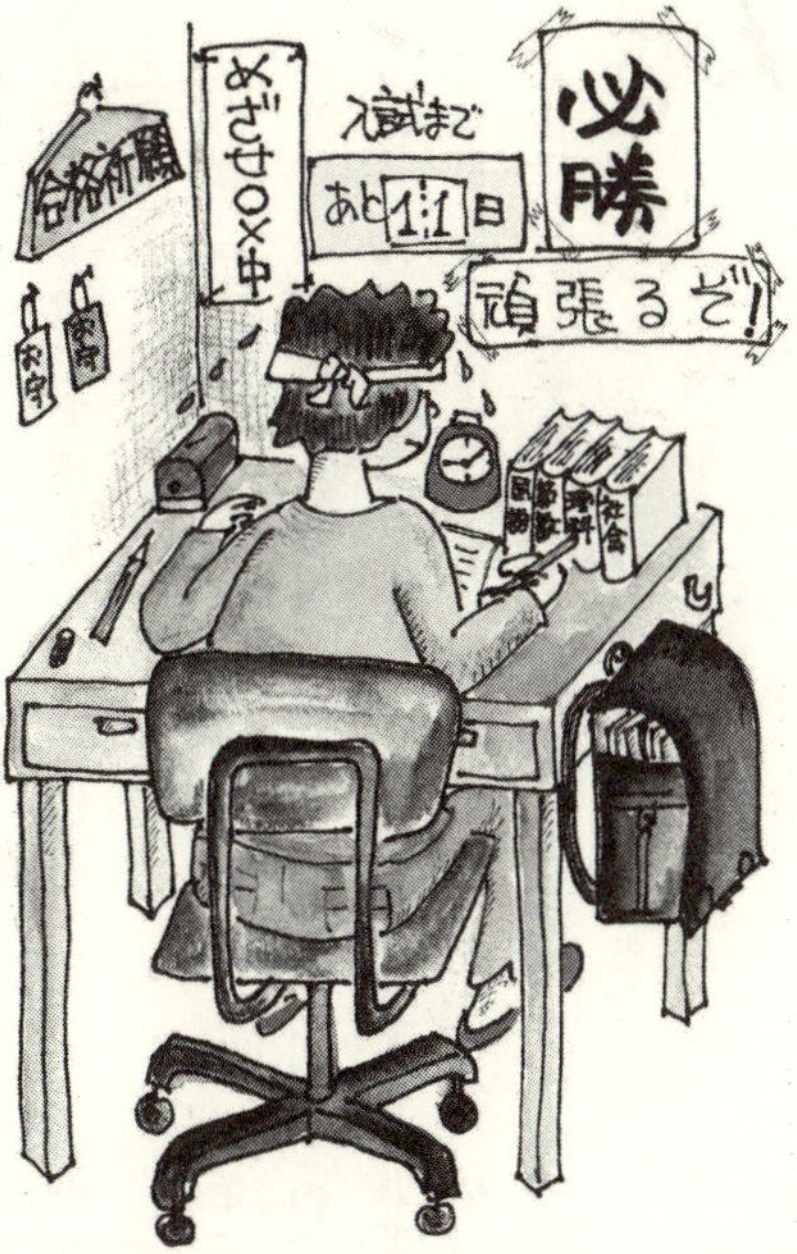

脳は快楽主義者で、何かをやってよろこびを感じると、その時の行動を支える回路が強化される。脳内でうれしいことがあった時に分泌される「ドーパミン」の作用により、その放出前に行っていた行動の回路が強化されるのである。

嫌々やっていたのでは、肝心の回路の強化が成立しない。受験生本人ももちろんであるが、親が心配して注意したり、しかりつけたりするのも行き過ぎると逆効果である。勉強がつまらないうえに無理矢理やらされていると感じては、効率は絶対に上がらない。何よりも、勉強を楽しんでできる環境を整えることが大切である。

私自身、受験勉強は大いに楽しんでいた。一九二八年に行われたアムステルダム・オリンピックの「三段跳び」に出場し、日本人として初めての金メダルを獲得した故・織田《おだ》幹雄《みきお》氏は、「体を動かすこと自体がよろこびである」と言われていたと聞く。受験勉強も、頭を使うこと自体がよろこびであるという境地に達すれば、怖いものは何もない。

最後に、「気分転換」の大切さを強調したい。勉強を集中してやって、終わったらぱっと気分を切り替えて遊ぶ。時間になったら、また一気に集中する。そのようなメリハリをつけるよう心がけてみよう。

切り替えにかかわる脳の部位は、前頭前野である。集中力も前頭前野。結局、受験は自我の中枢である前頭前野の働きが鍵なのである。

脱大学から始まる「学問のすすめ」

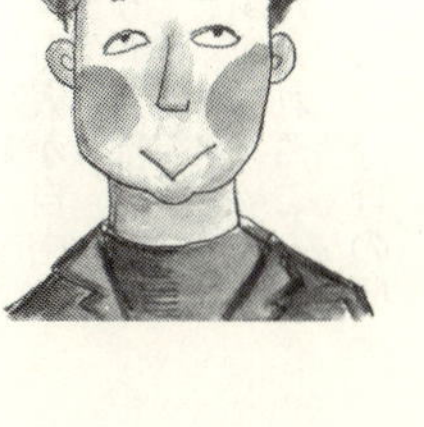

「インターネット」と聞いて、読者の皆さんは何を思い浮かべるだろうか？

電子メール、掲示板、ブログ、ホームページのサーフィン、ニュースサイト。最近では、無料の動画配信に夢中になっている人もいるかもしれない。

インターネットを使ってできることはたくさんある。しかし、最も大切な何かを、私たちは見落としてはこなかっただろうか？　それは、「学び」の場としてのインターネットの可能性である。

私が大学に進んだのは一九八一年。まだコンピュータは高価で、個人ではほとんど持っていなかった。ましてや、将来インターネットのようなものが普及するなどとは想像もつかなかった。

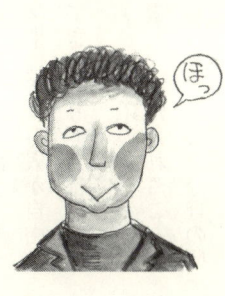

専攻したのは物理学だった。その頃、最先端の学術論文は、物理学科の図書館に行かなければ手に入らなかった。『フィジカル・レビュー』などの雑誌の頁を繰って、一所懸命情報を集めた。

製本のため、一時的に図書館から雑誌が消えてしまうことがある。そんな時は出鼻をくじかれた思いで、雑誌が戻ってくるのを首を長くして待っていた。

いったん法学部に進み、再び物理学の大学院に戻った。「生物物理学」という生物学と物理学の融合領域を研究対象にした。関連する雑誌を読むために、生化学教室や医学部の図書館にも出かけた。お目当ての論文を見つけ、コピーを申請して、できあがるのを待つ。自分の知りたい学術情報を集めるのは、本当に大変だった。

あの頃に比べたら、現在の状況は、まるで夢のようである。どんな分野の研究論文でも、インターネット上で簡単に、しかも多くの場合、無料で手に入る。学術情報は万人が自由にアクセスできるようにすべきだという哲学に賛同する動きが強まってきており、一部の商業誌もバックナンバーの公開を始めている。

広いキャンパスの中を歩き回らなくても、研究室の中で論文を検索し、手に入れることができる。それどころか、大学などに行かなくても、自宅にいながらにして、どんな分野の研究についても、最新の情報を知ることができる。「学ぶ」ということに強い関心を持つ人にとって、素晴らしい時代が幕を開けようとしているのである。

私は一時期、ノーベル文学賞を受けたフランスの哲学者アンリ・ベルクソンの著作を英訳で読んでいたが、そのフランス語の原文は、インターネット上で無料で手に入れることができる。学問好きの人にとっては、天国のような時代がやってきた。

かつて福澤諭吉は『学問のすゝめ』を著して、明治の人びとを鼓舞した。「天は人の上に人を造らず人の下に人を造らずと言えり」という有名な書き出しで始まる福澤の文章は、人びとが学問を通して旧来の身分制度の桎梏《しっこく》から逃れ、自由に活躍できる新時代が来たのだということを告げたのである。

「門閥制度は親の敵《かたき》でござる」という激しい言葉に表れているように、福澤は自由闊達な精神を阻害する社会の制度を憎み、万人に開かれた学問という理想を奉じた。その言葉が新時代の真実を摑んでいたからこそ、当時の人びとの心を揺り動かしたのである。

今や、インターネット上には開かれた広大な知の海がある。一生かかっても学びきれないほどの滋味に富んだ叡智の蓄積が、ワンクリック先で人びとを待っている。時代の舞台が回って、今再び、福澤が説いたような「学問のすすめ」を万人が心に銘記すべき時代が来てい

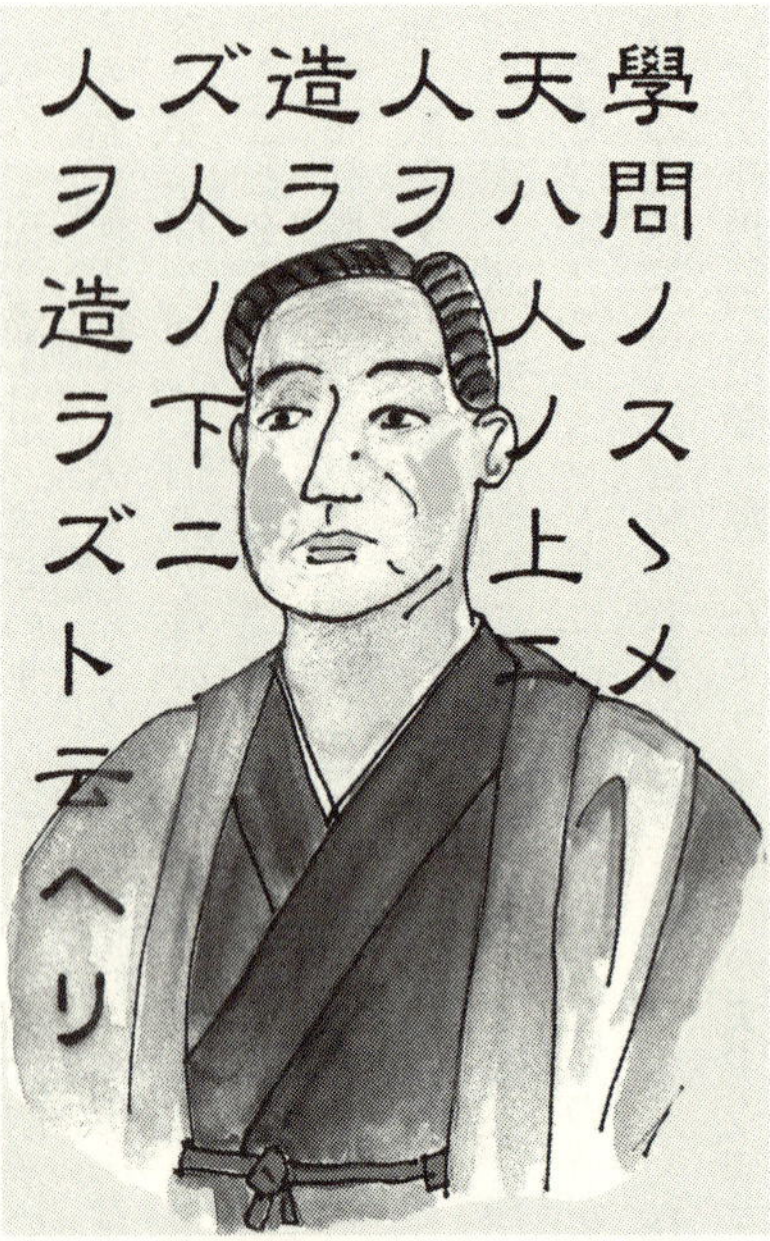
學問ノスヽメ
天ハ人ノ上ニ
人ヲ
造ラ
ズ人ノ下ニ
人ヲ造ラズト云ヘリ

るのではないだろうか。

明治維新で国を開いた日本は、西洋列強に追いつこうと必死で努力した。その中で、ヨーロッパの学問を輸入し、国家の津々浦々まで浸透させる「文明の配電盤」としての役割を大学が果たしてきた。

最先端の学術情報は、大学に関係しなければ手に入らなかった。だからこそ、人びとは大学というものに憧れた。厳しい試験を突破して入学し、やがて卒業して「学士」の称号を得ることを夢見たのである。

大学がすっかり大衆化したと言われる現在でも、大学への憧れ、その中でも「一流」と言われる有名校へ入りたいという欲望は根強い。ただ単に社会的地位を得るためというのでは説明できない、知への欲求がそこにはあるのだろう。

大学は明治以来の素晴らしい伝統であるかもしれないが、その一方で、人びとの間に格差を生み、時によっては劣等感を植え付ける制度でもある。小学校入学前にまでさかのぼる「お受験」の過熱や、根強い大学間の格差意識は、果たして二一世紀の日本に相応しい学問の姿なのだろうか。

時代の知を大学が独占していた時代が終わり、インターネット上で人類の知のビッグ・バンが始まろうとしている今日、福澤諭吉の「天は人の上に人を造らず人の下に人を造らずと言えり」という言葉を胸に響かせて、万人に開かれた知のあり方を模索すべき時が再び来ているのではないかと思う。

「一流大学」を出たことを鼻にかける人は愚かである。自分の学歴に劣等感を抱いている人はもったいない。もはや、誰でもその気になれば人類が積み上げてきた知に触れ、学びを続けることができる時代が来ていることを、私たちは自覚すべきではないか。

学問は、人を区別するためにあるのではない。蒙《もう》を啓《ひら》き、社会を万人に広く開かれた場所にするためにこそ存在するのである。

私は理系か文系か

世間ではどういうことが流行っているのか知らないが、私自身の中では、最近、ますます「知」というものが何よりも価値があるものであると感じられてきている。

古代ギリシャでは、オリンピックにおける運動競技など、様々な分野における人間の活動に対して賞が与えられていたのに、こと知の卓越に対しては、褒賞するという習慣がなかったらしい。なぜ、そのようなことになっていたのか。ある人が発したこのような問いに対して、ソクラテスは「知はこの世で最も価値のあるものだから、それに対して賞を与えることなどできない」と答えたとされる。

内面の輝きこそが、この世で最も美しく価値のあるものである。そのような真実をソクラテスは見据えていたのだろう。

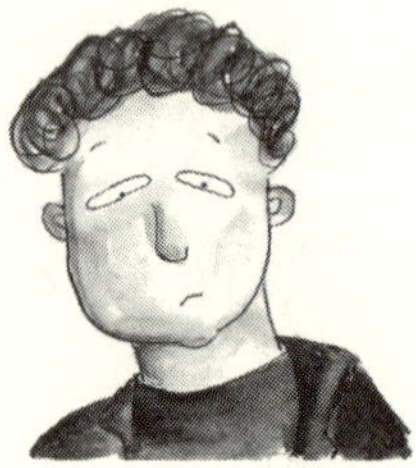

何事においても「見映え」が優先される現代社会。人びとの目は、ついついテレビで見る若くて美しいタレントたちに惹き付けられがちだ。しかし、日本風「セレブ」たちの中身が果たしてどれくらい充実しているのか。ソクラテスのような本質を見通す心の眼でひとつじっくりと眺めてみてはどうだろうか。

「知こそが一番価値がある」とは言っても、いわゆる「学歴」の大切さを唱えているのではない。私がその重要性を強調したいのは、ソクラテスが説いたような一生をかけて積み上げる総合的な知。どこの学校を出たとか、専攻は何であったとか、そういった類の話ではない。

インターネットでその動画に接することができる、スティーブ・ジョブズ氏のスピーチが話題を呼んだことがある。スタンフォード大学の卒業生たちを前にしての講演。ジョブズ氏自身は、経済的理由で大学入学後すぐに中退をしなければならなかったが、苦労をして「アップルコンピュータ」（当時）を創業したIT業界の伝説の人物である。

ジョブズ氏のスピーチは、「愚かであること」や「ハングリーであること」の価値を称揚して終わる。アメリカ最高水準の学問の府の一つであるスタンフォード大学の卒業式で、自らは大学中退者であるジョブズ氏がこのような言葉で学生たちを鼓舞することの意味は何か。私には、そのような場のあり方にこそ、現代における「知」の輝きを取り戻すためのヒントが隠されているような気がしてならない。

ある公開講座の時に、「茂木さんは理系ですか、文系ですか」という質問をされたことがある。私は、事実としては理系の学部も、文系の学部も卒業している。そのような私事はともかく、いまだにこの類の問いが繰り返されるところに、日本の知を巡る精神運動の低調さが象徴されていると思う。

日本では、はるか明治にできた大学制度における人為的分類が問題にされ続けている。理系か文系か。自分をそのどちらかに当てはめ、長い人生の学びをそれで規定し、それで疑問を抱かない怠惰な姿勢もある。

自らは大学を中退しながら、スタンフォードの卒業式に出席し、「愚かであれ」「ハングリーであれ」と若者を焚きつけるジョブズ氏の「熱さ」に比べて、「理系」「文系」などと一つ覚えで繰り返している日本の風潮は、大いに自己反省すべきものだろう。

そもそも、本物の知の世界においては、理系だろうが文系だろうが、人為的な区分は一切意味を持たないことは、言うまでもないことである。そのことは、ソクラテスも登場するプラトンの代表作『饗宴』に描かれた知的なやりとりの理想的な姿に接すれば、すぐに首肯される。

私がかつて留学していた英国ケンブリッジ大学の名門トリニティ・カレッジでは、食事の際に「ハイ・テーブル」に集ったフェローたちが、それぞれの専門など気にもかけずに自由に議論する姿が見受けられた。

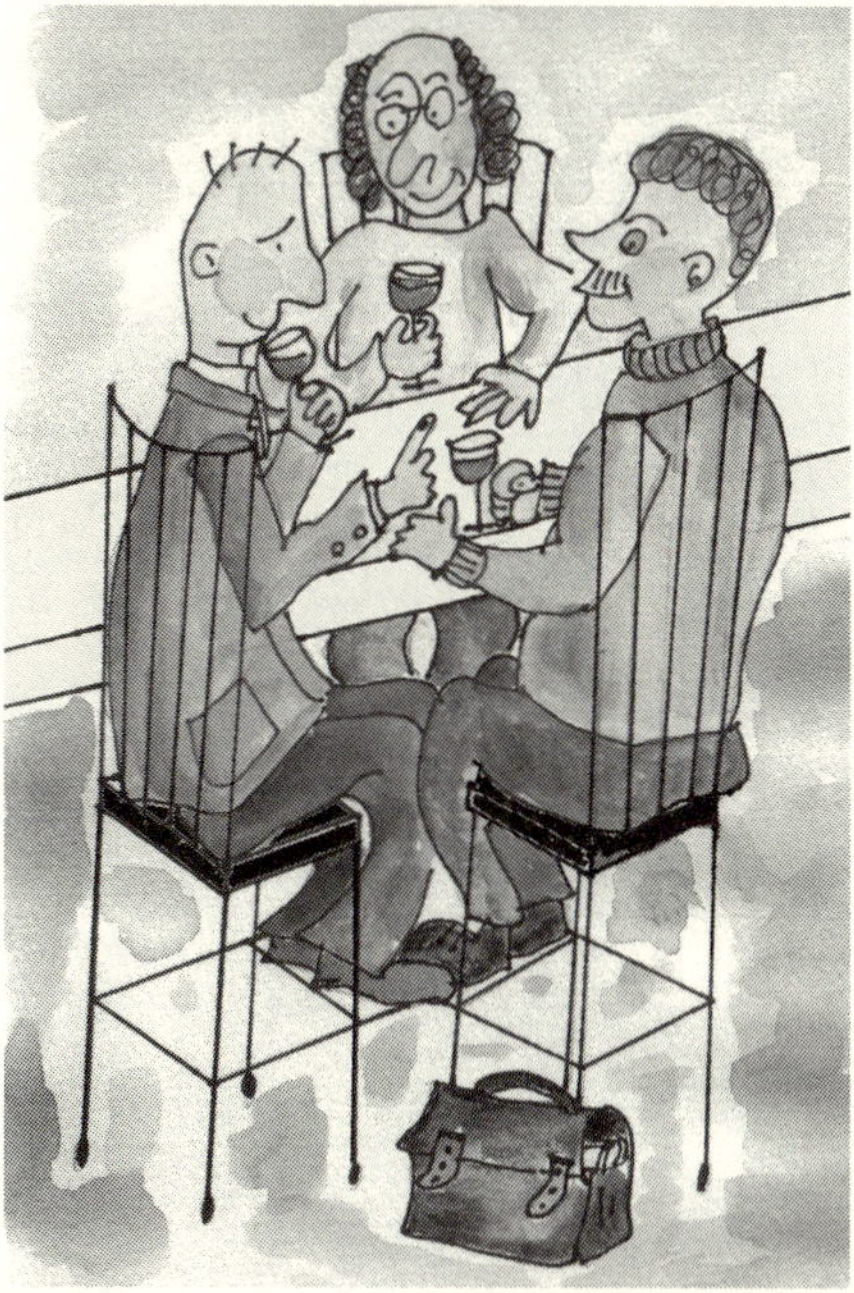

そもそも、自分と同じ分野の学者など、近くには座っていない。数学の専門家がいると思えば、その隣はイギリス文学、その向こうは政治学、こちらは生化学というように、人類の知という多様で豊かな森の様々な活動を代表する研究者たちが、自由に討論し、アイデアを闘わせていた。

自分は何の専門家だから、などと言い訳をしない、熱くも潔いその姿。彼らの自由さ、奔放さは、権威主義的な大学教授というよりは、むしろ卒業式で「愚かであれ」「ハングリーであれ」と説くジョブズ氏のほうに近かったのではないかと思う。

学問することを、有名大学に入ったり、今や幻のものとなりつつある「学歴社会」の中で自分が有利に生きるための道具として使おうと思っているようではいけない。その態度からは、ジョブズ氏やトリニティのハイ・テーブルの学者たちのような「精神の熱さ」は生まれて来ない。

日本社会における知のデフレ現象を逆転させ、学問に対する真の尊敬を復活させるためには、逆説的だが、私たちは一度裸になって自分をさらけ出す必要があるのではないか。理系や文系などといった区分にこだわっているのではなくて、世界について学び始めた時の新鮮な興奮の場に、自分の魂を引き寄せる必要があるのではないか。

これからの国際社会における激烈な競争の中で、見た目ばかりに心を惹かれて本質を見つめようとしない今の日本のやり方では没落するのは必定である。本物の知の卓越が持つ輝きを、一人ひとりが大切にする流れを引き起こしたいものである。

あなたに「読む」覚悟はあるか

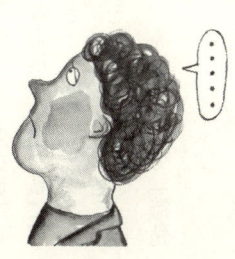

イギリスでは、一〇年余りにわたって首相を務めてきたトニー・ブレア労働党党首が二〇〇七年六月に辞任し、ゴードン・ブラウン財務相が後任に就いた。

このようなニュースを聞くと、一九八〇年代にBBCで放送され、今でも政治コメディの古典として人気のある「イエス・ミニスター」を思い出す。放送当時首相だったマーガレット・サッチャーさんが、「私の好きなテレビ番組」と発言したことでも知られる。「イエス・ミニスター」の中で、大臣が秘書官相手に、政治をすることの難しさについてこぼす場面がある。

「一体こんなことをして、何になるというんだろう？　そもそも人生に何の意味があるというんだろう？」と大臣が秘書官に問いかけると、秘書官は、肩をすくめて「私は、神学を読んだわけではありません、大臣」と答える。

読むといっても、本を「読む」という意味だけではない。英語では、何かを専攻することを、「読む」（read）と表現することがあるのだ。

「彼はオックスフォード大学で英文学を読んだ」「私は、ケンブリッジ大学で哲学を読んだ」というように表現する。この伝でいけば、トニー・ブレアさんは大学で「法哲学」を、ゴードン・ブラウンさんは「歴史」を「読んだ」ということになる。

確かに、学ぶということの中で、「読む」ことが占める割合は大きい。自分が直接経験したわけでもない知識を、時間や空間の障壁を超えて獲得できるのも、私たちが「読む」ことができるからである。

小学生の頃、親戚のおじさんから「壺の体積」の求め方を聞いたことがある。変な形をした壺の体積を、水を入れたりしないでどうやって計算するんだろうと考え込んでいた私に、「ビセキブンガク」というものを使うと計算できるんだと教えてくれた。

一体、その「ビセキブンガク」というものは何か？　おおよその考え方を聞いたが、一向に見当が付かない。その不思議な魔法の正体を知ることができたのは、高校になって「微積分学」の教科書を読んでからのことだった。

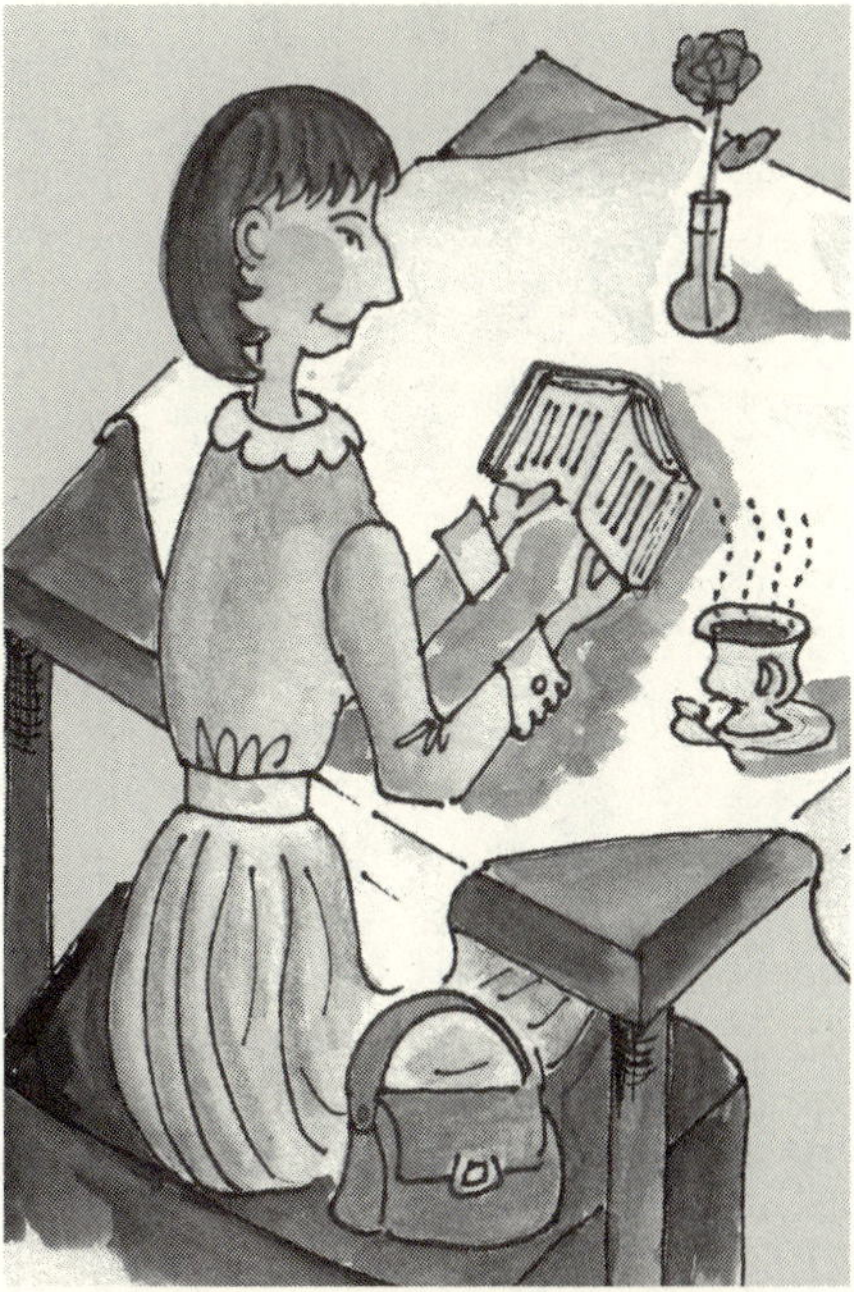

おじさんの話も面白かったが、微積分学の細部は、やはり読まなければわからなかった。「読む」ことで、私はニュートンやライプニッツが創始した数学の分野を学んだのである。アインシュタインの相対性理論も、生物の進化のメカニズムも、全て「読む」ことで学んだ。「読む」ということが、私の世界を広げてきてくれたのである。

「読む」ことで学ぶということは、あまりにも当たり前の真実であるようにも思われる。一方、英語の表現では「読む」が「専攻する」という意味でも使われるという事実に接すると、「読む」ことに対する新鮮な畏敬の念に満たされる。

平安時代中頃に菅原孝標女《すがわらのたかすえのむすめ》によって書かれた『更級日記』では、憧れ続けた『源氏物語』を手に入れたよろこびが「はしるはしる」という躍動感溢れる言葉で表現されている。『源氏物語』を「読む」ことができるということは、それだけの格別なよろこびを与えてくれることだったのであろう。

最近の日本では活字離れが云々されるが、「読む」ことの持つ価値を、もう一度見直してみるべきなのではないか。終戦直後、教養書が出版された時には、本屋の前に列ができたものだと聞く。「読む」ことのありがたみを忘れていると、いつかきっと後悔することになる。「読む」ことで、私たちは様々な体験を凝縮した密度の濃い情報を得ることができる。言葉の意味を理解する脳の部位は、視覚や聴覚などの様々な感覚の「モダリティ」の情報を統合する領域に相当する。映像や音響を通して得られるものも大事であるが、言葉によって担われる情報の質とインパクトは、脳にとって格別なものなのである。

近年、インターネットの上に日々膨大な情報が蓄積され、その多くが誰にも無料でアクセス可能になるにつれて、「読む」ことの大切さが新しい意味合いとともに甦っている。

脳科学の最先端の論文も、文豪の書いた古典的名作も、哲学者の論考の原文も、全てインターネット上で手に入れることができる。「読む」という技術が、現代ほど必要とされている時代はない。

現在の世界の事実上の共通語である英語を習得する覚悟さえあれば、膨大な良質の情報に対することができる。一般的な人びとが手に入れることができる情報が格段に増大した今、大量の資料をいかに効率よく、深く読むかということが問題になってくるのである。

大学で科学哲学を専攻した私の友人は、指導教官であった哲学者の廣松《ひろまつ》渉《わたる》さんに「君、一日三〇〇〇ページ読まないとダメだよ」と言われたという。

当時、私はその話を聞いて「えっ、三〇〇〇ページ！」と絶句したが、学者というものは本来それくらいのテクストに向かい合う覚悟を決めなければならないという戒めなのだろう。

今や、最高の学問を修めるために、東京大学やハーバード大学に行く必要はない。「最高学府」は、インターネット上にある。「入試のない世界」は多くの人にとって夢であったかもしれないが、もうすでに実現している。ただ、「読む」覚悟があれば足りるのである。

手元にある一冊の本を近くの喫茶店で読むことからでもよい。「読む」ことのよろこびを見直してみようではないか。

目下、ハングルでうひ山ぶみ中

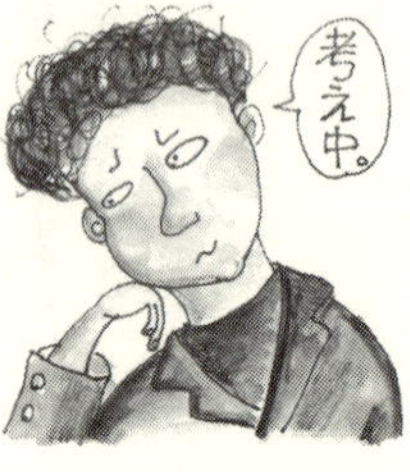

自分が英語を勉強してきた過程を考えると、最初は随分とひどい「よちよち歩き」だったように思う。

まず小学校でローマ字を習った。自分の名前を書いてみたら、何だかバタ臭くてヘンだった。中学校に行って、基本的な文章を学んだ時、新しい世界に入ったようで、鼻の奥がつんとした。

小津安二郎監督の名作『東京物語』の中に、尾道から東京を訪ねてきた老夫婦のために勉強机を片付けられてしまった中学生が、廊下で一所懸命英語の勉強をしているシーンがある。「春がやってきた」といった簡単な英語の文章を読んで、ノートに書き込む。そのシーンを観ると、かつて同じように初々しい気持ちで英語を勉強し始めた時のことを思い出して、胸がざわざわする。

今では、論文を読んだり書いたり、国際学会に行って発表したり、議論したりと、仕事の上で欠かせなくなった英語。ネイティヴ並みに、とまではいかなくてもある程度うまくなったが、中学生の時の初々しい感触が未だに忘れられない。

脳にとって、全く新しいことに挑戦する時の鮮烈な感覚は、何よりの刺激、栄養になる。成長するに従って、私たちは世界について様々なことを知る。自信をもって生きていくためには必要なことだが、その一方で「知識が邪魔をする」ということもある。

江戸時代の国学者本居宣長《もとおりのりなが》が学問の心得を記した『うひ山ぶみ』の中には、「いかならむ　うひ山ぶみの　あさごろも　浅きすそ野の　しるべばかりも」という有名な和歌がある。「うひ山ぶみ」（初山踏み）とは、修行のために初めて山に入ることを指す。「どうであろうか、初山踏みをする人が身につける麻の衣のように、この本が、学問を始める人が歩く裾野の、道しるべになってくれればよいのだけれども」というような意味である。

何か新しいことに挑戦する時の、凛と緊張し、全身が引き締まるようなすがすがしい気分。宣長が『うひ山ぶみ』を記したのは六九歳の時である。初めて山に分け入る朝のように、全く未知のことに挑戦する新鮮な感覚を何歳になっても忘れないでいたい。

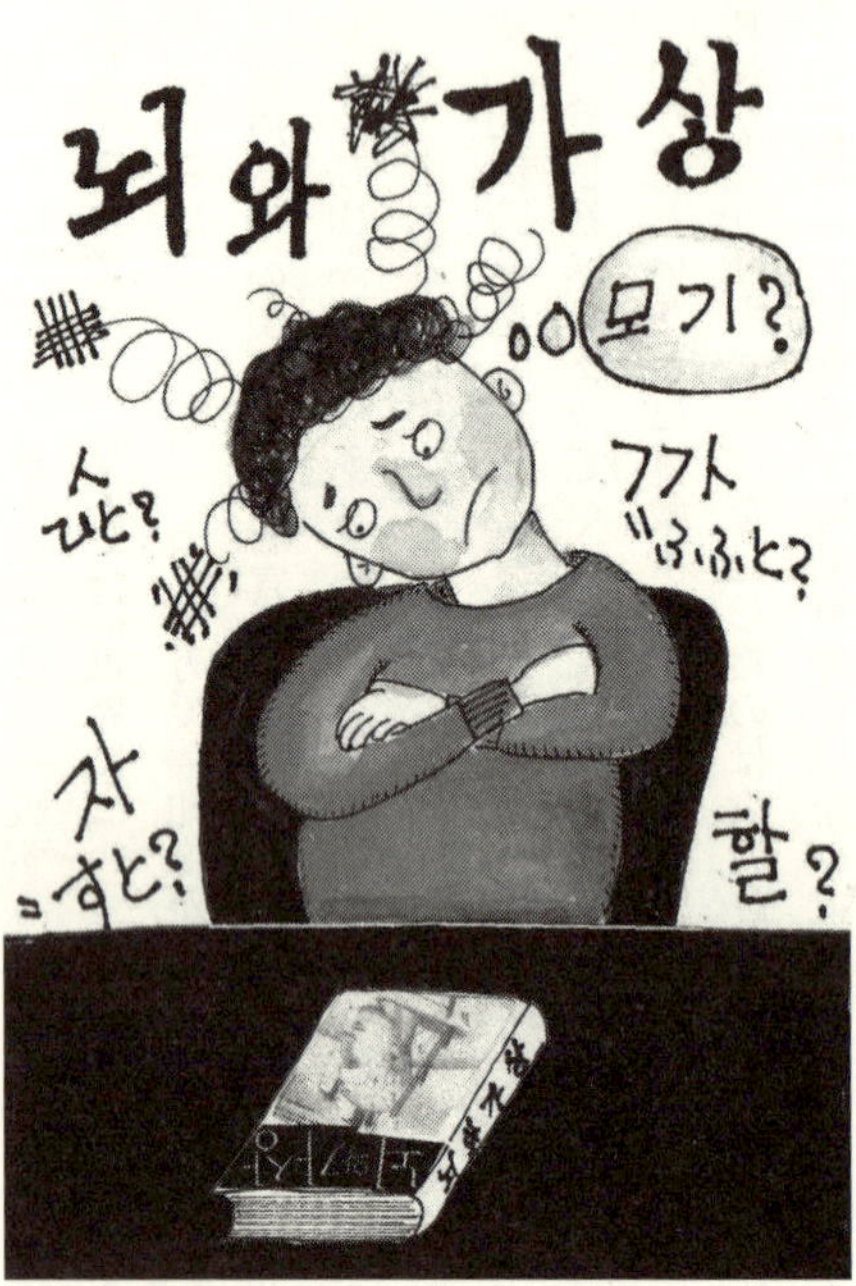

近年、ある出来事がきっかけで、英語を学び始めた時の何とも言えない緊張感を思い出した。私の著書『脳と仮想』が韓国で翻訳出版されて、何冊か送られてきたのである。

歴史的にゆかりの深い隣国の言葉とは言え、ハングルは勉強したことがないので、全くわからない。アルファベットで「no to kaso」と書いてあるし、「Kenichiro Mogi」や「茂木健一郎」といった文字も見えるので、確かに私の本らしいが、何を書いてあるのか、さっぱりわからない。

呆然として、少しハングルについて調べてみた。ハングルは、一四四六年に李氏朝鮮の第四代国王であった世宗《せいそう》が制定した人工的な表音文字である。世宗がハングルの公布の際に用いた文書『訓民正音』は、朝鮮半島の人たちにとって画期的であった。それまで朝鮮では固有の文字を持たず、支配層、インテリが漢字を用いて文章表現をするにとどまっていたのである。

東京でも旅行者のためのハングルの表記が増えてきた。何回かじっくりと眺めてみたが、どうやら一定のルールでできているらしい、ということだけはわかる。しかし、音を表す文字であるというのに、一向にその文字が読めない。そのうち、韓国に旅行する時に覚えようと思って今日まで来たが、自分の本がハングルになって、好奇心がいよいよかき立てられる。

それにしても、見慣れぬ文字を前にした無力感は圧倒的である。本文を見ていると、なぜか上下が逆さまになっているような気がして、表紙が逆についているんじゃないかと思い込んでしまった。しかしよく見ると、ちゃんとなっている。どうやら、ハングルの一部は、日本語の文字の感覚で言うと上下逆に見えるらしい。

この文字を、韓国の人はすらすら読むのだなと思うと、人間の脳の持つ驚くべき柔軟性に改めて感嘆する。もっとも、私たちは母国語でさえ全く無力なところから学び始めるのである。おぎゃあと生まれ、はいはいを始め、やがて立ち、歩く。最初は片言をもらすだけだったのに、次第に複雑なこと、空想めいたことも喋れるようになる。そのような誰でも経験する成長の過程の最初に、私たちはどれだけのぎこちなさや無力感を感じたことだろうか。手に負えない、歯が立たないという無力感こそが、幼い私たちにとっての成長の可能性を示していたはずである。脳は一生学び続けることができる。生涯に何回か、「これはとてもダメだ」という無力な状態から学び始めることをしなければ、もったいない。

何も知らないだけに、私にとってハングルは神秘的に見える。しばらく前からの韓流ブームで、この未知の文字に挑戦する人も増えたことであろう。ということで、ハングルを勉強してみようと思う。ハングルに限らず、現時点の自分には全く歯が立たず、どうしたらよいかわからないようなことに、挑戦し続けたいと思う。

大脳皮質の前頭葉の中にある新奇性を検出する回路や、自らが置かれた文脈を感知し、それに合わせた活動を生み出す前頭眼窩皮質《ぜんとうがんかひしつ》の性質からして、呆然とするほど新しいことに挑戦することが脳に良いことはわかっている。理論でわかっているんだから、あとは実行するだけである。

「うひ山ぶみ」は、一生のうちに何回もできる。だから人生は素晴らしい。

第四章　脳も癒しを求めている

脳学事始 vol.4

子どもは「里山」のような存在だった

子どもにとって一番良いことは、適当な頃合いで放っておかれることだと私は思っている。もちろん、親の目が一切届かないのは困る。しかるべき時には、導かれなければならないし、守られなければならない。しかし、昨今のように何でもかんでも指示されるのは子どもにとって不幸なことである。お稽古事や勉強で生活時間のほとんどが占められているというのは、どう考えても尋常ではない。子どもには、放っておかれる時間がどうしても必要なのである。

脳の基本は「自発性」である。他人にとやかく言われなくても、自ら進んでやる。子どもも時代は、そのような自発性を育む大切な時期である。過干渉はせっかくの自発性の芽を摘んでしまう。

放っておかれることで、子どもは自然に近づく。正確に言えば、全くの野生児ではないから、適宜大人の手入れの入った「里山」のような存在になる。人間の一番麗しいあり方は、本来そこにあったはずである。それが、大人たちが管理の行き届いた都会の空間に住むことに慣れてしまって、子どもの中の自然にうまく向き合えなくなった。

「発展途上国」と呼ばれる国々を訪問して驚くのは、子どもたちがいきいきしていることである。路上で、誰からも注意されずに遊びに興じている。その目は光り、表情は輝かんばかりである。

「へえ。この国の子どもは元気だなあ」などと驚嘆している場合ではない。本来、日本の子どもたちだって同じように元気だったはずなのである。そのことは、たとえば木村伊兵衛さんの写真に記録された昭和の子どもたちを見ればわかる。

私が生まれたのは昭和三七年。かろうじて「子どもが放っておかれる時代」に間に合ったように思う。友達の家の建築現場で、バケツに布を張り、わいわい言いながらベーゴマをした。誰からも遊びを教わったわけでもない。それぞれ工夫して、元気いっぱいだった。放っておかれた時間の中で、創意工夫して遊んだ子どもたちは、元気な大人になる。脳の中の自発性の回路が強化されているからである。一方、親からあれこれ言われてその通りにしていた子どもは、「指示待ち」の大人になる。機械ならば言われた通りにやるのは便利だが、人間はそれでは困る。

教育に管理というのは、根本的になじまない。脳の自発性を、管理を通して育て伸ばすことはできないからである。

もっとも、管理教育をしていても、脳の自発性はそれを撥ね返すくらい強靭である。天才物理学者アルベルト・アインシュタインは、ドイツのギムナジウムの管理教育に反発して、ヨーロッパを放浪した。学校に反発して若者のカリスマになった尾崎豊の作品は、歌い継がれて教科書にも載った。アインシュタインも尾崎豊も、人類へのその貢献度は高い。

自発性の強靭さを思えば、今の子どもたちだって大丈夫かもしれない。人間の内なる自然は、それほどやわではないのである。

朝の一杯、そして一粒

仕事をするのに、朝がいいのか夜がいいのか、というのは人それぞれだろう。私は圧倒的に朝型。夜は様々な会食も多く、ビールやワインを愉しみ、仕事を忘れてリラックスする。帰宅した後はできるだけ早く就寝し、翌日の朝早く起きて仕事をするというのが好きなスタイルである。

そのかわり、必要とあれば早く起きる。大体午前六時前には起きているし、仕事が詰まっている時には午前四時とか、三時ということもある。起きて、コーヒーを飲みながらブログを書き、それから仕事にかかる。自宅の近くの森でカラスがカアカアとコーラスする。そのBGMに合わせて取り組む朝の仕事は、何とも言えない愉しみに満ちている。

なぜ、夜ではなく朝なのか？　一晩眠った後で、記憶が整理されてすっきりし、新しいも

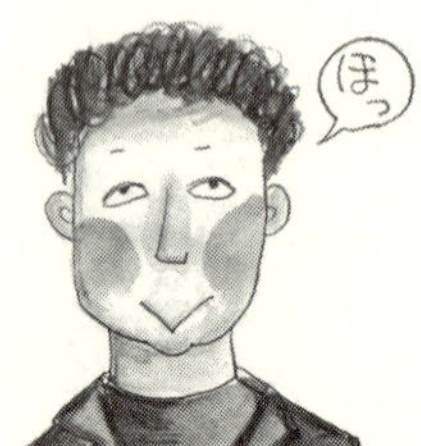

のを生み出す準備ができているというのが私の説明である。夕方から夜にかけては、脳の記憶のシステムに様々なひずみが蓄積されて、虚心で創造的な物事に向かいにくくなっているように感じる。

夜眠っている間にも、脳は活動を続け、昼間のうちに神経回路に蓄積された体験が整理されていくというのが最近の脳科学の考え方である。夢は、そのような記憶の整理の表れの一つだ。必ずしも夢を見なくても、直近の記憶が過去のそれと比較され、結びつけられ、お互いに参照されて整った形で収納されていく。そうして私たちは様々な意味を見いだしていく。

そのようなわけで、朝は夜のうちに結実した意味がたくさん熟していて、あとは収穫するだけなのだ。私は、そのように朝、仕事をする理由を説明しているが、それが唯一絶対のやり方とは思わない。脳は何しろ複雑な臓器だから、現時点の知見で断言することは何事によらず危険だ。脳の働きには個人差もあり、ある人のやり方が別の人にとってもいいとは限らない。

シェークスピアやマーク・トウェインの作品で数々の名翻訳を世に残した英文学者の中野《なかの》好夫《よしお》さんは、夜、仕事されていたと聞く。お弟子さんたちとお酒を飲んでいて、日付が変わる頃になると「では諸君、私はこれで失礼」と自室に戻り、それから翻訳に取り組まれたと

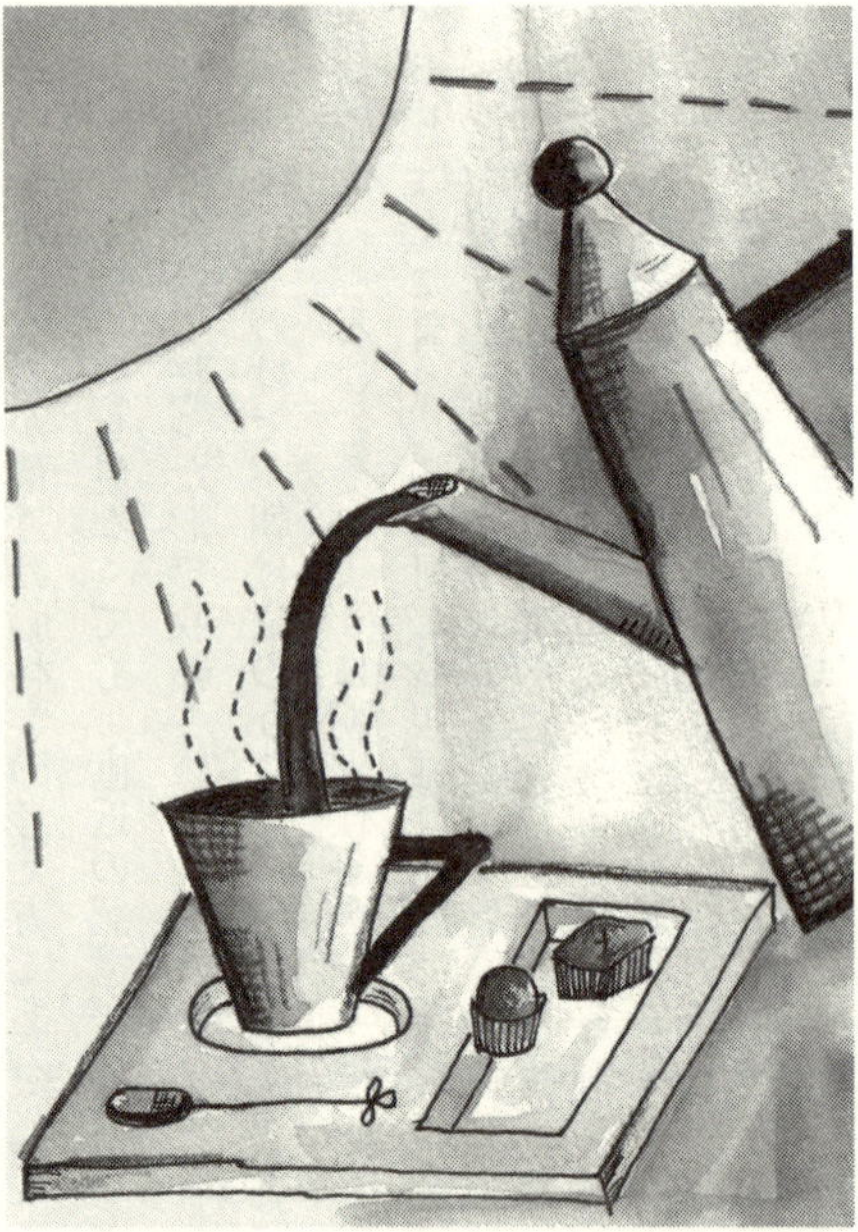

いう。そのような仕事のやり方も実にかっこいい。ダンディーな中野さんの脳には、そのやり方が合っていたのだろう。

　私も、締め切りがせっぱ詰まっている時など、夕食後にさらに仕事を続けることもあるが、いかにも「無理をしている」という感じになる。「何でこんなことをしなければいけないんだ」などと思ってしまう。もちろん、でき上がったもののクオリティにはプロとして責任を持つが、どうせなら気持ち良く仕事をしたほうがいい。

　やはり、私は朝型。どんなに睡眠時間が短くとも、朝だったら文句も言わずよろこんで仕事をする。だから、締め切りは朝のほうがありがたい。

BS日テレの番組「ニューロンの回廊」でお目にかかったことのある作家の町田康《まちだこう》さんも、朝型の人だった。小説『くっすん大黒』でデビューし、『きれぎれ』で芥川賞を受け、二〇〇五年には『告白』が谷崎潤一郎賞を受賞し、高く評価された。日本を代表する作家の一人である。リズムのある独特の文体が何とも言えない魅力を醸し出している町田さんであるが、一日の仕事は朝一〇時までに終わらせてしまい、それから好きなことをするのだという。町田さんはパンクロックのバンドをされているし、何となく「夜」というイメージもあるが、実際には一日の始まりの時間に、きっちりと文学的勝負をしてしまうのだ。

ところで私の場合、朝、仕事をする時に欠かせないものがある。それは、コーヒーとチョコレートである。

コーヒーは長らくドリップで飲んでいたが、最近になってカプセルに入った粉でエスプレッソを淹れる機械を購入し、愛用している。コーヒーを一口すると、その味と香りに脳と身体が覚醒し、さあやるか、という気分になる。

脳を働かせる上で大切な糖分を摂るという意味合いもあるが、「うれしい＝チョコレートを摂る」時に放出される脳内報酬物質、ドーパミンの作用も大きい。ドーパミンが前頭葉に放出されることで、脳全体が活性化し、仕事をやるための脳内のインフラができる。

もちろん、コーヒーとチョコレートに限るというわけではない。緑茶とおせんべいで朝の仕事を始める人がいても、一向におかしくない。脳は単純ではない。個人差を無視した一律の決めつけなど簡単にできるものではないからである。

朝早く起きて仕事をするというのは、私の人生の経験の中で掴んだやり方。人それぞれが、自分に合った仕事の流儀を見つけるのが一番良いのではないかと思う。

私の尊敬する関西在住の哲学者は、文章を書く時にお酒を少したしなまれるのだという。もちろん、酩酊してしまうわけではなく、ほろ酔い加減のほうが、文がすらすら進むと言われる。

そう思って改めて読んでみると、その方の文章は、ふっくらと炊いた豆のような、やわらかな印象がある。なるほど、晩酌しているような文体というものがあるんだなと納得した。

ひょっとしたら、中野好夫さんも同じような秘儀を駆使されていたのか。

私の書くものは、今のところ朝の文体。コーヒーとチョコレートによって支えられた文章である。何事もやってみなければわからない。そのうち、ほろ酔いの文体にも挑戦してみたいと思う。

空き地のある人生

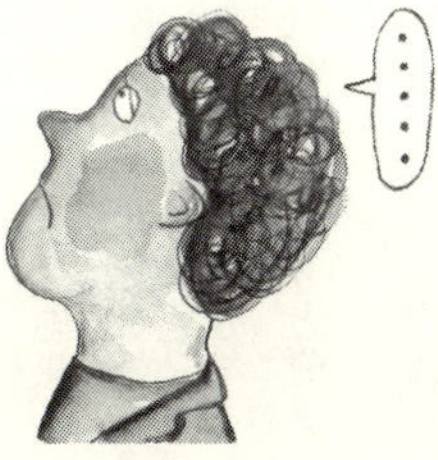

最近になって、社会が何となく息苦しくなってきた。そんな風に感じる人が多いようである。

生きる上で自由に振る舞える「空き地」のようなものが減ってきているのではないか。このような時代の変化には、日本特有の事情もあるし、世界的に共通の傾向もあるだろう。

世界的に共通の要素としては、ＩＴ（情報関連技術）の発達により、いつでも、どこでも情報ネットワークに接続できるようになったということが大きい。便利なようだが、逆に言えば、どこに行っても仕事や世間のしがらみに追いかけられるということになる。

私の場合、モバイルでいつでもインターネットに接続し、メールを送受信することができる。そのことが世間の人たちに知られているから、それこそ二四時間仕事に追い立てられることになる。時には意図的に情報を遮断しないと、ひと息つくことができない。

一方、様々な事件が頻発する中、「安全」に対する人びとの要求が高まってきた。今や、至るところに監視カメラが置かれている。犯罪に対する抑止力になったり、犯人逮捕の有力な情報となることはありがたいが、プライバシーが脅かされ、窮屈な思いをすることも事実である。

いつでも、どこでもインターネットに接続できる環境の実現や、安全に対する意識の高まりは、世界的な傾向である。その一方で、日本独特の「息苦しさ」の理由もあるように思う。

今から十数年前、大学院の博士課程に在籍していた私は、博士号取得の直前になっても就職が決まらなかった。当時の研究室の先輩に、「茂木君、履歴書に一日でも穴が開くとまずいから、研究生になる手続きを今からやったほうがいいよ」と真顔で言われた。

もちろん、その先輩としては善意でそのようにアドバイスしてくれたのだが、「履歴書に穴を開けてはいけない」社会というものが、とても息苦しい場所に思われたのは事実である。

幸い、卒業前にある研究所に就職が決まり、恵まれた環境で脳科学に取り組むことができたのだが、あの頃の、自分の行き場所がわからないという不安な気持ちは、はっきりと覚えている。

「履歴書に穴が開く」というのは、つまり、所属する組織がないということだろう。どこかに所属していなければ一人前に扱われない。そのような傾向が日本の社会には確かにあったと思うし、今でも根強い印象がある。

「ニート」や「フリーター」に対する非難の中には、「お前ら、どこの組織にも所属しないで」というニュアンスが込められているように思う。

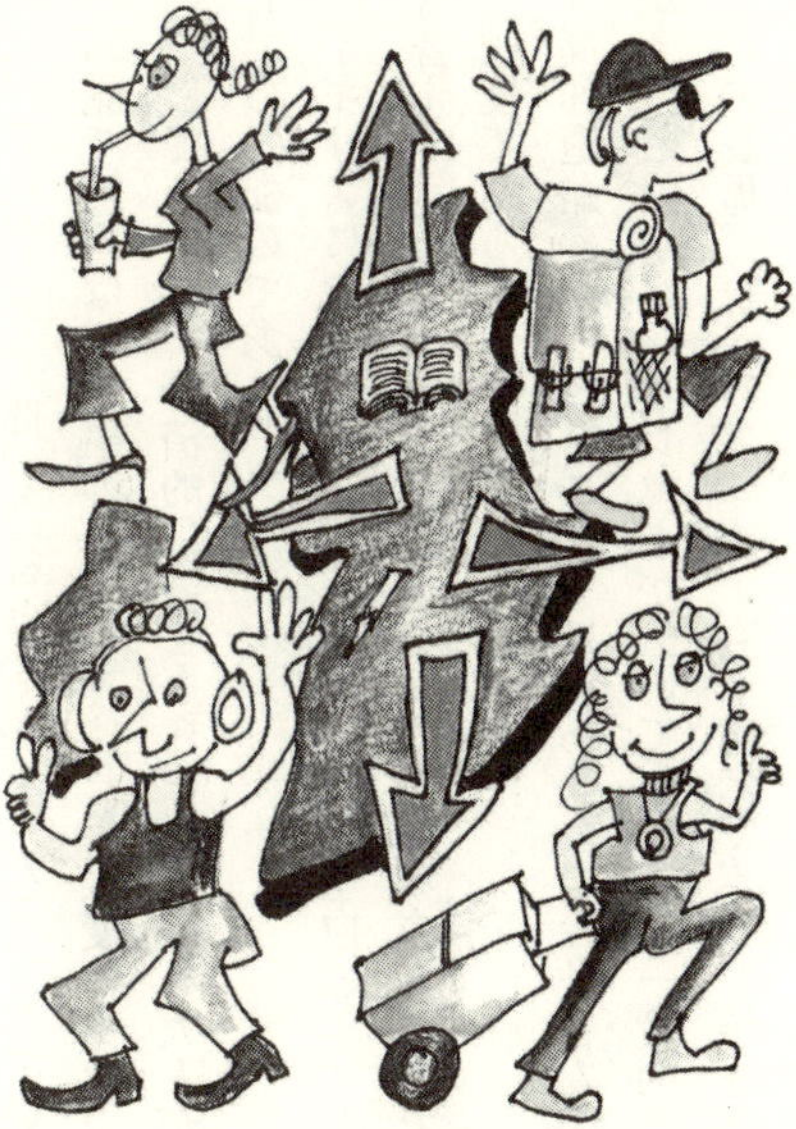

しかし、個人と組織の関係をそのようにガチガチにとらえるのは世界的に見ると日本の特殊事情だということに、私はその後、徐々に気付いていった。

学会などで外国の人と喋っていると、「新婚旅行は一年かけて世界を巡ったよ」というような人に普通に出会う。日本的な感覚で言えば、「えっ、その間、会社とか大学とかどうしていたの?」と聞き返したくなるが、彼らの感覚で言えば、仕事のキャリアに一年程度のギャップが空くぐらい別に何ということもないことであって、経済的に許すならば、立派な大人が一年間、世界を放浪しても、それはそれでOKなのである。

イギリスには、「ギャップ・イヤー」(空白の年)という慣習があることも知った。高校を卒業し、大学への入学が決まった後、実際の入学まで約一年間、世界を自由に放浪するという制度である。

高速道路のサービスエリアに「あなたのお子さんのギャップ・イヤーの保険は大丈夫ですか?」というパンフレットが置いてあるほど一般的な習慣で、チャールズ皇太子と故ダイアナ妃の長男、ウィリアム王子も、南米でボランティア活動をするという形で充実したギャップ・イヤーを送った。

日本では、高校の卒業式から大学の入学式まで、せいぜい二週間程度の「空白」しかないのが実情である。「空白の年」どころか、「空白の週」しかないのだ。その間、放浪しようとしてもタカが知れている。その程度の「履歴書の空白」しか許されないのが、日本の社会というものなのだろう。

最近のイギリスでは「キャリア・ギャップ」、すなわち社会人がそのキャリアの節目にギャップ・イヤーを取るという傾向も出てきているという。特に明確な理由もないのに、「一日でも履歴書に穴が開くとマズイ」と思い込んでいる日本の社会とは、全く違った発想がそこにはある。

ある学会でアメリカの大学の教授に聞いたが、その教授と大学の間には一年のうち一〇ヵ月間しか雇用関係がないのだという。あとの二ヵ月は、そもそも大学に所属していないのだから、どこに行こうと自由。夏休みの間も会議や大学院入試で追いまくられる日本の大学教授とは、別天地の世界がそこにはある。

人間の脳は、空白がなければ創造的にはなれない。ダーウィンが進化論を思いついたのも、「ビーグル号」に乗って世界を放浪したからである。戦後、日本人には創造性がないと言われてきたことの原因は、「一日でも履歴書に穴が開くとマズイ」といった、個人と組織の関係についてのあまりにも堅苦しい社会の通念にあったのではないか。

人びとが普通にギャップ・イヤーを取るようになれば、日本の社会も随分変わることだろう。

空白のない人生なんて、味気ない。

魂の栄養素はたき火の中に

現代人にとっての贅沢とは一体何だろうか。高級なホテルに泊まり、美味の限りを尽くす。そのようなことだけが贅沢であるという時代は、終わりつつあるように思う。

贅沢とは、絶対的に決まるものではなく、人それぞれが世界の中で置かれている立場によって変化するものである。一昔前の日本だったならば、都会的な贅沢は希少なものだったかもしれない。しかし、今日ではむしろ自然のほうが贅沢である。とりわけ、都会に住む人間にとってはそうである。

自然に親しむ行為の中でも、「たき火」はとりわけ敷居の高いものになってしまった。私は埼玉県のベッドタウンで育ったが、子どもの頃、たき火は日常の光景だった。どこの家でも、落ち葉や紙ゴミを集めてたき火をするということを普通にやっていた。

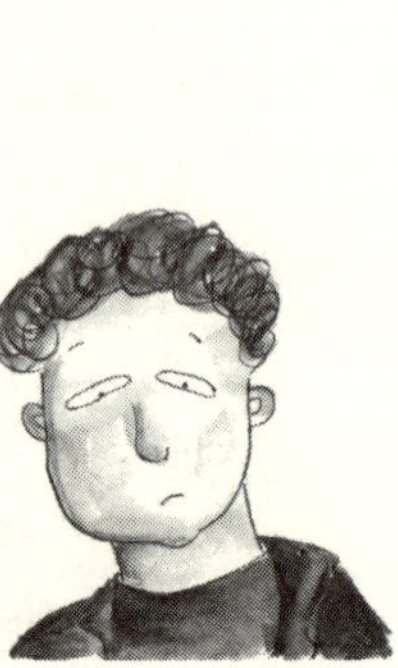

冬の夕方など、学校から帰る時にあちらこちらから煙が上がっていて、「ああ、たき火をしているのだな」と思ったものである。とりわけ、その頃まだまだ残っていた水田の真ん中で農家の人がやるたき火は派手で、子ども心にもうらやましかった。

時代の様子がすっかり変わってしまったのは、いつの頃からだったのだろう。次第に家が建て込んで、空き地がなくなるにつれて、たき火は「気軽にやるもの」から「危険なもの」になっていった。東京周辺では、たき火はもはや、「絶滅危惧種」と言ってもよいだろう。

北海道出身の友人が、東京近郊に引っ越し後しばらくして、家の近くの公園でたき火をしていて怒られた、とぼやいていた。注意をした通りすがりの人は、「こんな危険なことをして」と大変な剣幕だったという。ちゃんと周囲に何もないところで、バケツに水を用意してやっていたのに、と友人は首をひねっていた。

その「事件」があったのは一〇年前のこと。都会人の感覚はあの頃に比べても、さらに「たき火は許されない」という方向に向かっているようだ。仕方がないとはいえ、切ない。

いつかまた、たき火をして、芋を焼いて食べてみたい。そんなことを常日頃から思っていたから、作家の椎名誠《しいなまこと》さんと、たき火を前に絵本の話をする、そんなテレビ番組の企画が飛び込んできた時、「やります！」と二つ返事で引き受けたのだ。

椎名さんとたき火をやるというのは、学生の頃からの一つの夢だった。『あやしい探検隊』シリーズなどのエッセーで、椎名さんが仲間たちと離島の海辺などでキャンプをし、たき火の周囲で狂乱する様子を読んで、うらやましくて仕方がなく、いつか私も仲間入りしたい、と密かに願っていたのである。

制作会社のディレクターは、最初は「木更津のほうまで行かないとダメかもしれません」などと言っていたのだが、いろいろと探したらしく、JR中央線沿線の大きな植木屋さんの敷地の中でたき火をする段取りを何とかとりつけてきた。それでも、消防署には届け出をしなければならなかったのだという。

念願叶って椎名さんとたき火の前に座った。さすがは百戦錬磨のたき火名人。火はちょろちょろと心許なかったが、「いや、大丈夫、そのうちぱっと燃え上がりますよ」と椎名さんが予言した通り、やがて大きな炎が立った。

「たき火は人生のようですね。最初はなかなか火がつかず、やがて勢い良く燃え上がり、そして衰えて、消える。今、ボクの人生はどのあたりかなあ」

椎名さんがつぶやく。

収録が終わり、炎を見つめながら缶ビールを飲み、スタッフの皆さんも参加して四方山《よもやま》

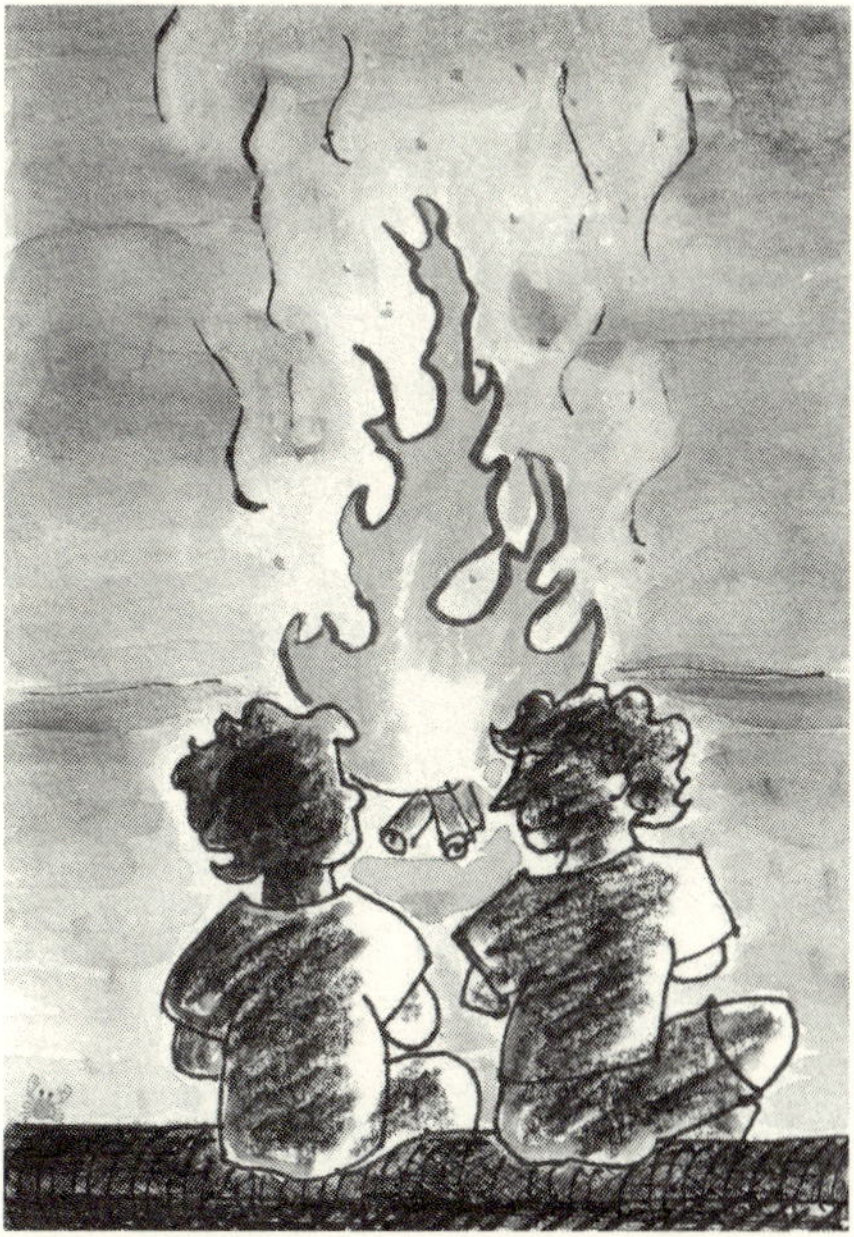

話《ばなし》をした。まさに、「あやしい探検隊」そのもの。最高に贅沢な時間だった。
巷では、しばらく前から「癒やし」のブームだが、脳の働きから見ると、「癒やし」とは「全体性を回復すること」である。脳のあるモードしか使っていないと、どうしても歪みが生じてくる。そこで、普段は欠けているモードに自分をさらしてあげることで、脳の働きのバランスが良くなって、「癒やし」が生じる。ちょうど、身体のしばらく使っていなかった部分を動かすと血が通ってくるように、脳も「こり」が取れ、血行が良くなっていくのである。
そんな視点から見ると、たき火をするということは、現代人にとって最高の「癒やし」の効果をもたらすはずである。自分で工夫して火を焚きつけ、常に状況を観察して必要に応じて薪を追加する。決して止まることのない炎を見つめていると、自分が生命そのものに向き合っているような気がしてくる。現代の都会の文明生活に欠けているありとあらゆる「魂の栄養素」が、たき火の中にある。

自分に欠けているものを直視することは、「我を知る」上で欠かせないことだ。経済の成長は大いに結構なことだが、マーケットを通して得られる商品やサービスは案外偏っているということにそろそろ気付くべきではないか。

欠けているものを欲望するのが人間の常。現代人は、自分の「本当の欲望」に気付くことで、自然にも回帰できるし、魂を癒やすこともできるはずだ。

「いやあ、面白かった。ボクは明後日からチベットですよ」

たき火を終え、「ロケバス」で戻った都会の夜の暗闇の中に、「あやしい探検隊隊長」は消えていった。名残惜しかった。

都会人には、もう少し「たき火」的なものが必要なのだろう。

月を見て宇宙感覚を取り戻そう

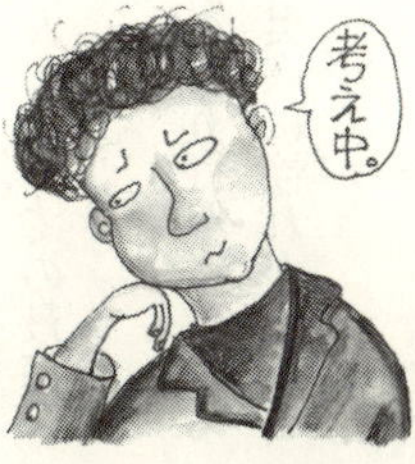

以前に比べれば、旬の食べ物などで季節感を感じることは大分少なくなった。とはいうものの、朝夕が涼しく、日が早く落ちるようになると、何となく寂しく、ゆったりと深呼吸したくなるような気分になってくる。そんな秋の行事として思い浮かべるものの一つは、「お月見」だろう。

前の項で「たき火」をやる場所が都会ではなくなってきてしまったと書いたが、現代人にとっては、「お月見」もまた最高の贅沢になりつつあるのかもしれない。

お月見が「それらしく」できるためには、空が大きく広がっていて、ススキの穂が風に揺れていたり、あるいは虫の音が涼やかに聞こえたりといった環境が必要である。派手な照明に照らされ、車の走る音が聞こえ、ビルが立ち並ぶような場所では、心ゆくまで月を楽しむことができない。

「理想の月見」のための条件を書きだしてみると、現代においてはほとんど不可能なのではないかと思えてくる。

たとえば京都の嵯峨野のような風土であれば、理想的なお月見をすることができるかもしれないが、それこそ贅沢の極みである。文明を発達させ、物質的には豊かになった現代人が失ってしまったライフスタイルを、「お月見」は象徴している。

人間の脳の欲望は、常に希少なもの、不足しているものに向かう。現代人は、心密かに理想的な「お月見」に憧れているのではないかと思う。

自分が体験することや行うことに偏りがある時に、欠けているものを補って全体性を回復することが「癒やし」である。お月見は、現代の忙しい日常生活の中ではなかなか出会うことのできない、ゆったりとした安らぎに満ちている。その意味では現代人にとっての最高の癒やしを得るきっかけとなるはずである。

もっとも、自分がそのようなものに飢えていることさえ気付かずに前のめりに生きているのが現代の私たちである。かくなる私も、「お月見はいいなあ」と心の奥底に憧れがあるということに、なかなか気付かないでいた。

数年前、大阪の街を歩いていて、うさぎがお月見をしている様子を表した「月見人形」を見つけた。ススキの穂の横で、月を見上げているうさぎ。餅をつきながら、仲間と楽しげに語らっているうさぎ。そのような趣向の人形を見ていたら、急に「お月見がしたい！」という思いがこみ上げてきた。

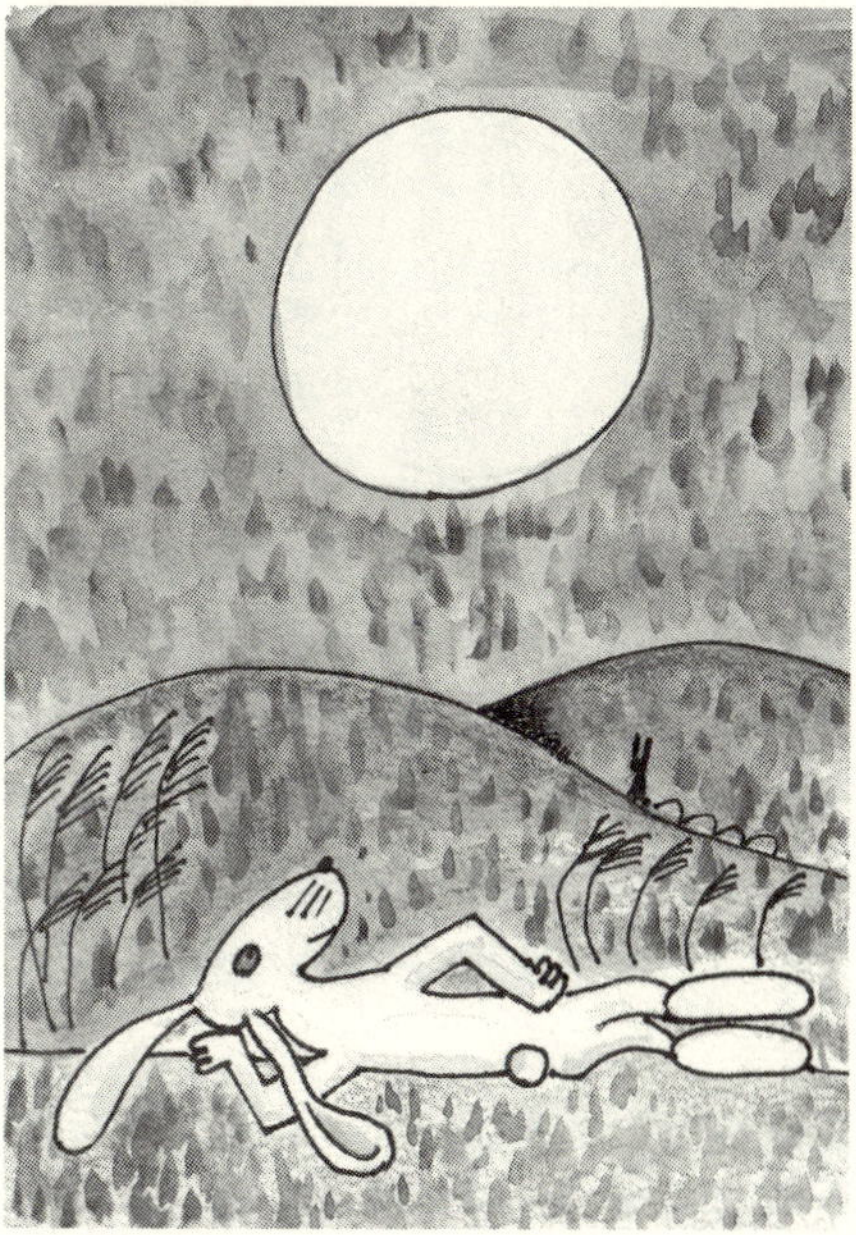

涼しい風に吹かれ、虫の音を聞きながら、はるか天上にある美しい月の輝きを見やる。そんな時間の流れを想像するだけで、インターネットや携帯電話に追い立てられている現代人の生活にはない、不思議な安らぎが心を満たし始めるのである。

月を思うことで、現代人の心の中から失われた様々なものを補うことができるように思う。

それは、少し大げさな言葉を使えば、「宇宙感覚」とでも呼べるものではなかろうか。

月光だけを頼りに写真を撮り続け、『月光浴』などの写真集を発表されている石川賢治《いしかわけんじ》さんとお話しする機会があった。月のことを考えていると、石川さんが言われたことが脳裏をよぎる。

石川さんは、月光だけでも写真を撮れるということを偶然、発見したのだという。ひょっとしたら撮れるのではないかと思い立ち、シャッターを長時間開いていたら、そこに驚くべき光景が定着されていたのだ。

夜の暗闇の中で咲く花、岸に打ち寄せる波、神々しい佇まいで光る山々の頂。石川さんがとらえた月下の光景は、「地上はこれほど美しい場所だったのか」と私たちを瞠目させる驚きに満ちている。

「月の光を通してものを見つめていると、宇宙と直結している気持ちになってくるのです」

石川さんは、そのように言われた。月の明かりを通して地上を見ることは、私たちが地球という宇宙の暗闇の中に漂う、惑星の表面に張り付いて生きる、宇宙的な存在であることを思い出させるのである。

昼間の空が青いのは、地球を包んでいる大気が太陽の光を乱反射するからである。大気は生命を脅かす危険な宇宙線から私たちを守ってくれる大切な存在だが、その一方で、地上の私たちが宇宙を直接見ることを妨げているのも事実である。昼間、空を見上げても、そこにあるのは乱反射がつくる青いスクリーンだけである。宇宙は、その後ろに隠れていて直に感じることができない。

夜、月の明かりを頼りに様々なものを見ていると、自分を含む地上のものたちが宇宙と直結していることを実感できる。そのような石川さんの言葉に、私は、月を見上げるということの深い意味の一つを教えられた気がした。

満月は月に一度しか訪れない。露光時間が長いので、一晩に一枚しか思うような写真は撮れない。だから、世界中の様々な場所で月光写真を撮るということは、人生の中でも案外限られたチャンスしかないのです。そんなふうに語って笑っていた石川さんは、今も世界のどこかで地上を宇宙と結びつけるための営為を重ねているのだろう。

日本人にとってなじみ深い「かぐや姫」の伝承は、月が私たちに与えてくれる宇宙感覚を見事に表現している。たとえ、現実には理想の「お月見」ができなくても、月に思いを馳せることで、現代生活のストレスから少しは解放されるのではないかと思う。

脳にとって「贅沢」とは何か

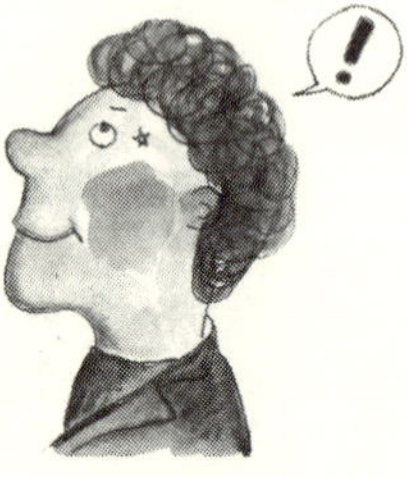

新年は、ちょっぴり「贅沢」な気分を味わえる時である。

正月が特別だということは、子ども心にもわかった。大人たちは、顔を合わせると「あけましておめでとう」と言って、いきなりビールや酒を始める。朝ご飯の時からお刺身や数の子、栗きんとん、三杯酢などのご馳走が出る。一年中それをやっていたら「小原庄助さん」になってしまうが、年に一度だからこそ許されるのだということが、幼き身にもわかった。

「贅沢」には「賞味期限」があって、いつまでもやっているとだんだん価値が落ちてくるということも悟った。正月のご馳走も一番味わい深いのは元日で、二日目、三日目になると色あせてくる。カレーライスやラーメンが食べたくなってくるのは、幼い私たちだけというわけではないようだった。

私たちは、ものの価値はそれ自体で絶対的に、独立して存在しているとついつい考えがちだが、実際には、主体との関係性によって決まっている。そして、主体の状態は時とともに変わる。

価値判断に関わるのは脳の中の扁桃体や前頭眼窩皮質といった領域だが、これらの、どちらかといえば脳の「前」や「底」にあたる部分にある神経回路の働きによって、私たちは様々なものの価値を判断しているのである。

「贅沢」の感覚もまた、脳の中の価値の回路によって変わる。正月のご馳走のことを考えてもわかるように、「贅沢」という感覚を成り立たせるために何よりも必要なことの一つは、「メリハリ」である。理想を言えば、「欠乏」と「豊饒」が交互に繰り返されるくらいのほうが「贅沢」感が高まるのである。

普段質素な生活をしていてこそ、饗宴に接した時の感激はいや増す。映画『バベットの晩餐会』（デンマーク、一九八七年）には、このあたりの心の機微が見事に描かれていた。禁欲的な村人がフランスからやってきた謎の女バベットが供する美食に瞠目し、それまでの生活感覚、世界観を揺るがされる。この名作に描かれたように、困窮と官能は実は良き友人なのである。

脳の中でうれしいことがあると放出される神経伝達物質「ドーパミン」は「サプライズ」を好む。生きる上で有益な刺激は、それが予想外のものである時にドーパミン細胞を最も活性化させる。どれほど良きものでも、織り込み済みだったり、慣れてしまったりすると、次第にドーパミンは放出されなくなってくるのである。

『バベットの晩餐会』の禁欲は信仰心を背景にしたものだったが、文化が違っても同じこと。普段の生活はつましく、「ハレ」が希に訪れるだけの時代において、正月の「贅沢」の感覚は格別なものだったろう。「贅沢」を支えるメリハリに関する限り、私たちは不幸な時代を生きているのかもしれない。

ところで、正月というと思い出すのは餅つきのことである。子どもの頃、両親は毎年、餅をついていた。歳末になると、もち米を蒸し、庭に臼を出して、ぺったんぺったんとついた。近所の子どもたちが集まってきて見物していたから、どの家でもやっていたというわけではなかったのかもしれない。

目が少し粗い大きめの布巾をあらかじめもち米の下に敷いておいて蒸す。蒸し上がると、布巾に包んで次々と臼のところに運んでくる。臼の中にもち米を入れ、まずは腰を入れて杵《きね》を摑み、少しこねてまとめておく。いきなりついてしまうと、もち米が飛んでしまうのである。

それから、本格的につき始める。ぺったんぺったんと思い切り杵を下ろす。時折、つくのを止めて、手で餅を返す。その時、お湯を少し手につけるのがコツである。つき手と返し手の息がぴったり合わないと、うまくつけない。自分の母親の手が杵で打たれてしまうのではないかと、心配ではらはらしながら眺めていたことを昨日のことのように思い出す。

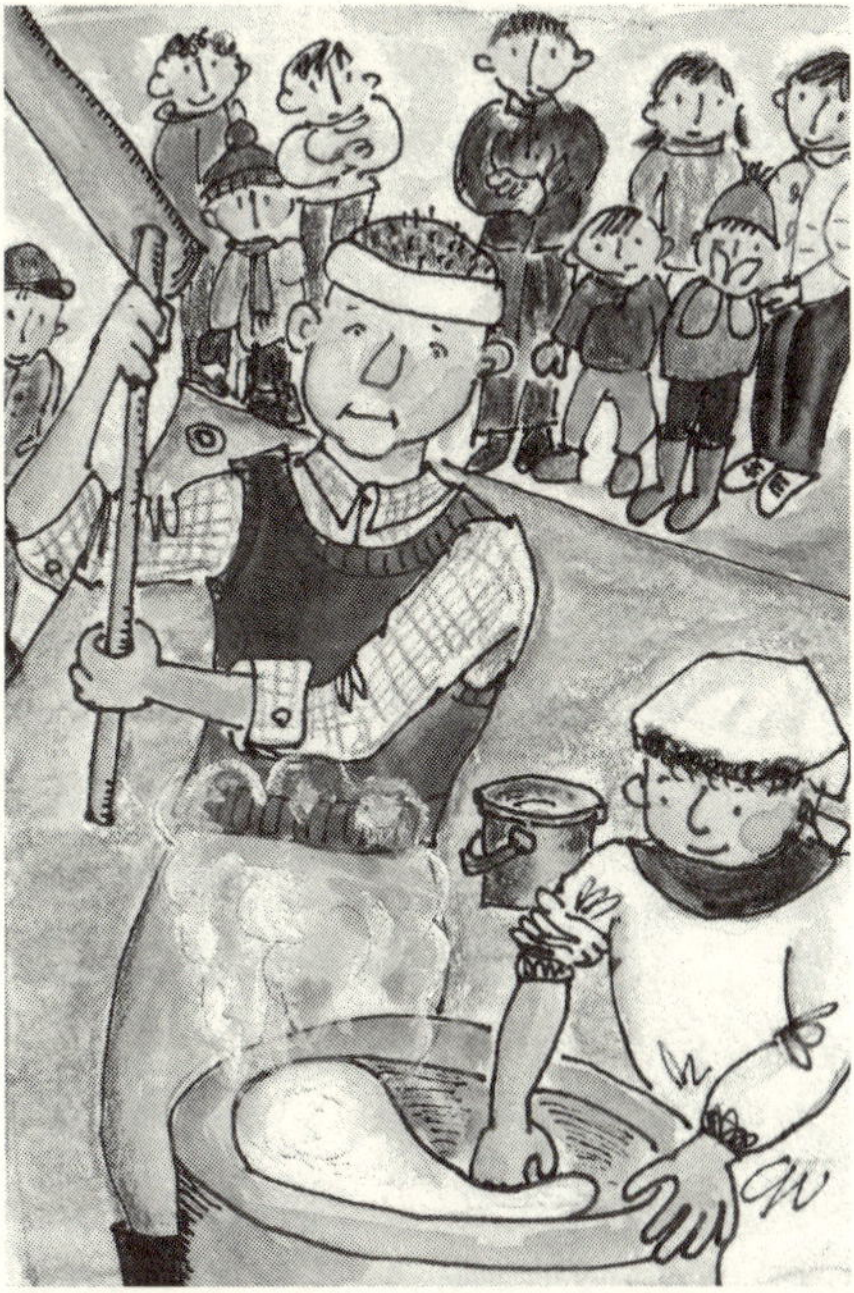

腕に覚えのある大人たちが次はオレだとばかりに杵を持つ。へっぴり腰の人もいれば、ほれぼれするようなつき手もいる。見ている時は口うるさかった人が、杵を持たせてみ

ると案外だったりして、そんな思わぬ発見の一つひとつが楽しかった。

小学校の高学年になった頃、初めて杵を持たせてもらった。握ると、手が少し震えた。ようやくのことで持ち上げて、よろよろだけはするまいとぐっとこらえて下ろした。餅のぐにゃりとした確かな手応えを感じた時、やったぞという誇らしい気持ちがこみ上げてきた。少し大人になったような気がした。

やがて、餅つき器というものが登場し、臼でつくという風習は次第に廃れていった。今や多くの人にとって、餅はコンビニで買うものである。そもそも、餅をゆっくりとつくなどという時間がなくなってしまった。実家の臼や杵は物置で埃をかぶっている。

家族で餅をつき、近所の人たちに振る舞う。現代という文脈の中から振り返れば、あれほどの贅沢はなかったように思える。

私たち人間の脳は、「より多くの高価なものを」といった単純なる原理では把握できない奥行きを持っている。幸せの方程式は、実に複雑なのである。

脳にとっての本当の贅沢は何か。このテーマを本気で追求していくと、そこには環境破壊や経済格差といった問題の解決へ向けた重大なヒントさえもが潜んでいるように思う。

ドリフの「教室コント」が救ったもの

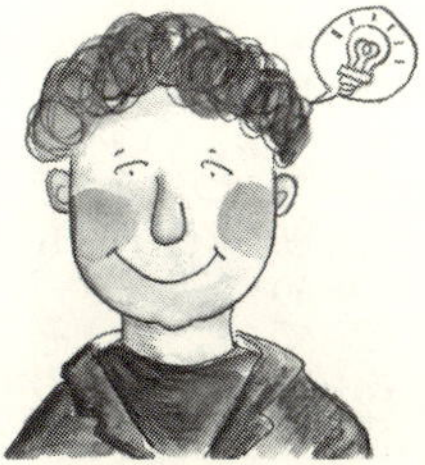

私が脳を研究する上で、最大のテーマの一つは、人間の創造性がいかに生み出されているかということを理解することである。

近年、脳の仕組みが明らかになるにつれて、「創造性」は脳の「記憶」のシステムと深く関係しているらしいということがわかってきた。「何かを生み出す」プロセスは、「思い出す」という脳の働きに支えられているのである。

新しい発想をするということは、つまりは未来に向かって進むことであり、過去を振り返ることとは逆のベクトルであるようにも思われる。しかし、その一見後ろ向きの「思い出す」という機能を充実させることが、創造性につながるのである。

とりわけ、あるものが生み出された「起源」にさかのぼることが、新たな創造へ向かうための有力な方法論となる。「温故知新」という古《いにしえ》の人の言葉が新鮮に響き始める。

「芸術人類学」という新しい学問分野を提案されている中沢新一さんと対談した時、「起源にさかのぼったほうが、物事の姿がくっきりしてくる」という話になった。生み出された当初は明確な形をしているものが、時代の流れとともに次第にぼやけてきてしまう。その結果、もともとの創造の源となった生命力のようなものが失われていってしまう。

だから、創造の現場の勢いを摑むためには、いったん原点に戻ってみるのがよい。過去にさかのぼること、上手に思い出すことで、新たな創造をするためのエネルギーを得ることができるのではないか。そんな話を中沢さんとしたのである。

私たちは、何かを生み出した原点になったものに、案外気付かずに通り過ぎてしまうものである。人気が出てメジャーな存在になったものほど、「これはこんなものだ」と決めつけて油断してしまう傾向がある。本来は身を切るような創造の物語があったものでも、そのような起源を忘れてしまい、気楽に構えて本質を見落としてしまいがちになるのである。

とりわけ、テレビや漫画、アニメといった、いわゆる「サブカルチャー」についてはそうである。一見「ポップ」な姿の背後にあるそれが生み出された原点に立ち戻って初めて、私たちはこれらの表現を生み出すもととなった創造のエネルギーを得ることができるのである。

最近、ＤＶＤでザ・ドリフターズの「8時だョ！　全員集合」を見ていて、はっと気付かされたことがある。

視聴率五〇パーセントを超えたこともある国民的番組。様々なコーナーの中でも、今は亡きいかりや長介さんが先生となり、ドリフのメンバーが生徒役をする「教室コント」は人気があった。

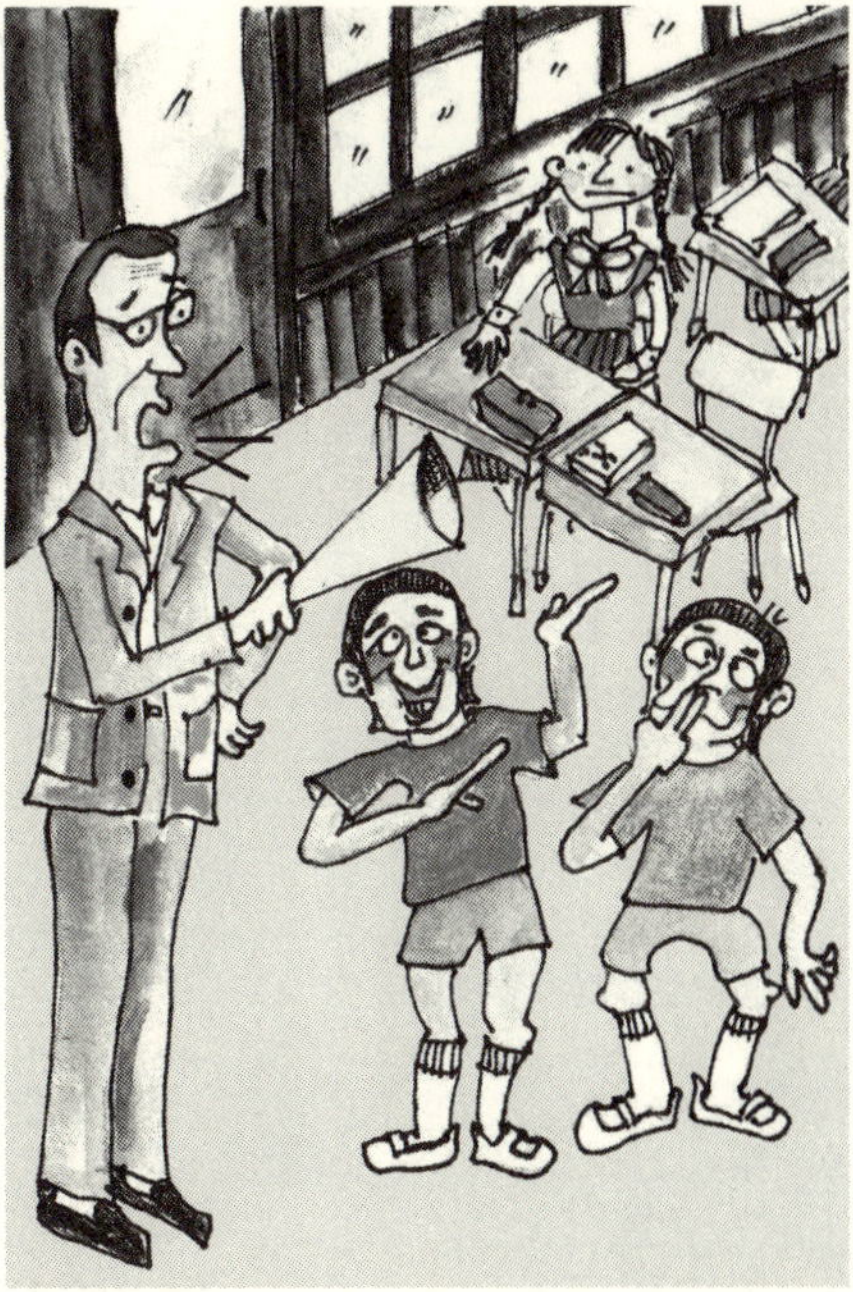

いかりやさんが質問をすると、ドリフのメンバーがとぼけた答えをする。それを聞いて、アイドルたちが演ずる女子生徒がオーバーなリアクションをする。筆箱を床に落としたり、椅子からずり落ちたり、机を鳴らしたりといった

「ずっこけ」の演技は、当時は適当にやっているんだろうくらいにしか思わなかった。

今、改めて当時の演技を見ると、一連の動きが綿密に計算されていて、見事な「バレエ」のようにさえ感じられる。実際、綿密なリハーサルを繰り返して生放送の本番を迎えたと聞く。

加藤茶さんが授業に関係なく「へっくしょん」とくしゃみをしたり、志村けんさんが質問に対してすっとんきょうな答えをしたり、仲本工事さんが脈絡なく体操の技を披露したり、教室コントは、いつもハチャメチャなエネルギーに満ちていた。

なぜ、小学生の私たちは教室コントが大好きだったのだろう。DVDを見ていてはっとしたのは、そうか、小学生の私たちにとっての救いになっていたのだなということである。

学校は、もちろん、勉強をするところである。授業中にふざけたり、質問と関係のないことを答えたり、先生が教室に入ってくる時にバケツが上から落ちてくるように仕掛けを置いたりしていいはずがない。

とはいっても、真面目だけだと息が詰まる。特に、勉強がちょっと苦手だという子どもにとっては、下手をすれば授業時間がずっと苦痛であるということになりかねない。

ドリフの面々が、いかりや長介さんの出す問題に対して、間違いを堂々と答える。わからない時に、おどけてごまかす。逆に意地悪な問題を出して、先生を困らせる。現実の教室ではあり得ない状況を見ることで、子どもたちは重苦しさから随分解放されたのではないか。

今の子どもたちに「教室コント」を見せると、昔の私たちと同じくらいに大笑いする。特に、先生が問題を出した時に、それをのらりくらりとはぐらかしたり、ごまかしたりしている様子がおかしくて仕方がないらしい。

逆にいえば、現実の学校が子どもたちにとって、相変わらず容易ならざる場所になっているということだろう。大上段に構えた真剣な教育論議も大切だが、一番大切なのは、子どもたちがのびのびと学ぶことができることである。「教室コント」のように現実の生活を相対化する視点があって、初めて人間は精神のバランスを保つことができるのではないか。

気楽な外見の背後に秘められた深い意味。創造というものの成り立ちの見事な例が、ドリフの「教室コント」にあるのである。

第五章　「わかりやすさ」が生命力を奪う

そう簡単にラクなどしてやるものか

私が師匠と仰ぎ、尊敬する先輩の一人、解剖学者の養老孟司さんは、時々「そうするほうが脳にとってラクなんでしょ」とおっしゃることがある。

「なぜ、あの人はあんな考え方をするんでしょうねえ」

「そうするほうが、あの人の脳にとってラクなんでしょ」

「世間では、こうだと決めつける風潮がありますが」

「そうしたほうが、脳がラクなんですよ」

人間はついつい易きに流れるものだと言われるが、確かに、脳にもそのような傾向があるのである。「あいつはこういうやつだ」と決めつける。自分が正しいと思い込む。事実はこうであると決めて、それ以上詮索しようとしない。時に、私たちの脳はいとも簡単にそんな怠惰への誘惑に負けてしまう。

そもそも、物理学や化学の原理によれば、全てのシステムは一番エネルギーの低い（ラクな）状態に行こうとする。坂道でボールを離せば転がって一番下まで運動する。化学反応とは、つまりはエネルギーのより低い状態へと向かう変化のプロセスである。その意味では、私たちの脳が易きに流れようとしてしまうのは、仕方がないことのようにも思える。

その一方で、世の中には簡単には易きに流れないものもある。難しい言葉を使えば、「非平衡」の状態にあったり、「散逸構造」をつくっているようなシステムである。このようなシステムはそう簡単には「一番エネルギーが低い状態」には至らない。

実は、脳も非平衡の状態にある。だからこそ、常に学び続けている。「一番ラクな」状態に到達すれば、それ以上の変化がないように思うかもしれないが、しかしなかなかそうならないからこそ、脳の素晴らしい学びの働きがある。そもそも、「生きている」ことが非平衡の状態にあるということである。生きている限り、「一番エネルギーが低い状態」、すなわち「一番ラクな状態」に到達してそこで止まってしまうことはない。

私の母は、よく「ああ、寝るのが一番ラクだ」と言っている。確かにそうであるが、眠ってばかりいても仕方がない。エネルギー的に一番低いのは実は死んだ状態である。そうなってしまってはおしまいだから、一生懸命生きようとするのである。

養老先生のおっしゃる「脳がラクをしている」というのは、いわば、脳が「一時休め」をしている状態である。決して「ラクである」ことが生きる上で良いとは限らない。

養老先生ご自身は、脳ができるだけラクにならないように、難しいことを考えたり、好きな虫取りに精を出したりしている。養老先生を尊敬する私としては、やはり、そう簡単にはラクをしない人生を歩みたいものである。

「そう簡単にラクなどしてやるものか」

そんな意地を張ることが、脳の学習のメカニズムから見ても、また生命原理という観点からも正しい。養老先生がよく言われるように、人間の死亡率は一〇〇パーセント。どうせ、いつかはラクになる。生きている間くらい、頑張りたいではないか。

森と文学と数学と

作家の小川洋子さんにお目にかかって対談した時、小説と数学は似ているという話になった。

たとえば、小説においては、ある作品の印象は、最初から最後までその文章を追っていかなければ摑むことができないし、一部分の断片的な引用は、強い印象を与えたり、記憶に残ったりはするが、その小説そのものの味わいとは違う。

小説の魅力は、最初から最後まで文字を丹念に追っていった時に受ける感銘にあるのであって、それは、強いて言えば、その小説全体の中に宿っているとしか表現しようがないものである。

数学もまた同じであって、数学の真理を、断片的な式だけで表すことはできない。ある一

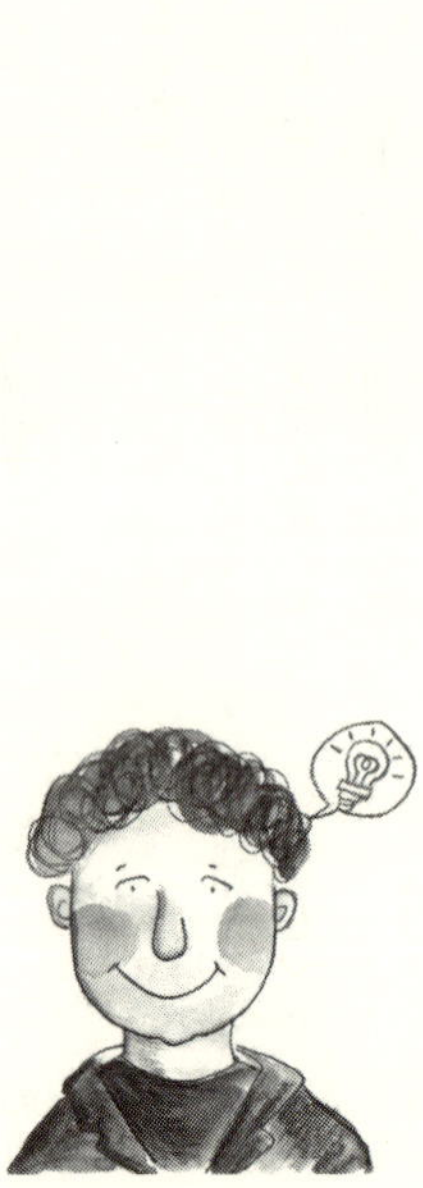

つの式が特に印象に残ることはあるけれども、本当はその背後に豊かな体系性がある。有名な「フェルマーの最終定理」の証明などは、「ほら、これ」と断片的な形で示すことなどできない。それこそ、専門家でも半年くらいかけて丹念に部分部分を追っていかなければ、証明の全貌を摑むことなどできないのである。

本質が断片にあるのではなく、全体の体系性の中にある。この点において、小説と数学は大変似ている。そんなことを小川さんと話した。

対談の少し前、ロシアのサンクトペテルブルグ在住の数学者ペレルマン氏のことが話題になっていた。「ポアンカレ予想」の証明に貢献したことに対して、数学界最高の名誉であるフィールズ賞の受賞を打診されたのに、それを辞退してしまったのである。

ペレルマン氏は、スペインで行われたフィールズ賞の授賞式に出ずに、郊外の森に出かけてキノコ狩りをしていたそうだ。

小川さんといえば、数学者を主人公とした『博士の愛した数式』がベストセラーになったことが記憶に新しい。

「私が想像して小説の中に書く数学者よりも、現実の数学者のほうがヘンですね」

ペレルマン氏の話題が出ると、小川さんはそう言って笑った。

せっかく賞をくれるというのに、そんなものは要らないという。世の中には変わった人がいる。そのような多様さの持つ素敵なメッセージに、私たちは心を動かされる。

作家の島田雅彦さんから「小説というものは辞書のようなものだ」という考えを聞いたことがある。一つの作品の中に、極端なことを言えば、その国で使われるありとあらゆる言葉が詰まっている。辞書を最初から最後まで読むのと同じだけの言葉が出現するのが、「国民作家」と呼ばれるような人の作品の一つの理想であるというのだ。

確かに、日本では、たとえば夏目漱石の作品を読むと、そのボキャブラリの豊富さに圧倒され、魅惑される。英国でいえばシェークスピアが「辞書のような作品」を書く作家としての典型例だろう。

辞書は、一つひとつの単語をばらばらにしてその意味を説明するが、文学作品は生きたストーリーの中で言葉の複雑で豊かな有機体をつくる。辞書を通して言葉を覚えるのも便利だが、文学に接して言葉を脳に染み込ませることは、何とも言えない贅沢な体験である。すぐれた文学作品は、まさに「言葉の森」と呼ぶに相応しい豊饒を醸し出すのである。

現代の私たちは、普段、森のような生態系の多様性の恵みをどれくらい意識して生活しているだろうか。生物の多様性の大切さがしきりに報じられるが、私たちの日常からは生態学的な多様性がどんどん失われてきている。

　様々な生命に溢れる生態系の豊饒の極にあるのが、熱帯のジャングルだろう。ジャングルに行くことは、子どもの頃からの憧れだった。そして一〇年ほど前、実際にブラジルのアマゾンに行く機会に恵まれた。

　中心都市マナウスからボートに乗り、川を下った。一泊二日の旅であったが、ハンモックに揺られ、夜の川岸に光るワニの眼を垣間見、どこまでも続くかに思えるジャングルの中を歩いた感動は忘れられない。

　アマゾンのジャングルでは、同じ種類の木を見つけようと思ったら遠くまで行かないとダメである。それくらい、複雑で多

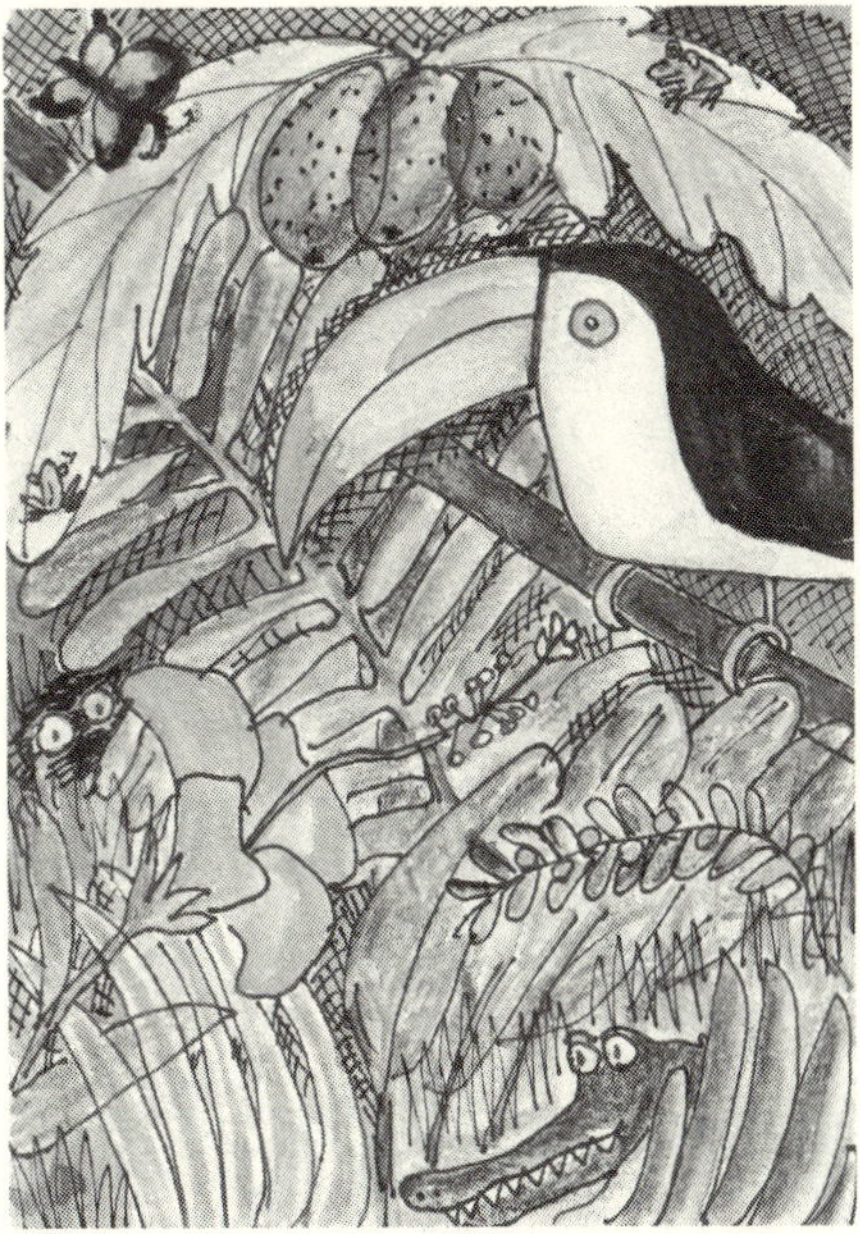

様な生態系がある。本で読み知識としてはあったが、実際に体験するのとは大違いだった。

植物と共進化してきた昆虫も、当然、その種類が多い。飛んでくる蝶を観察していると、滅多に同じ種類に出くわさないのには驚いた。

アマゾンのジャングルの豊かさは、すぐれた小説や深遠な数学の感触と似ているように思う。森は、複雑な関係性のつくるよろこびの一つの雛型になっている。私たち人間は、ひょっとしたら森に似せて文学や数学を生み出したのかもしれない。

ところで、多様性に向き合うことは、脳には案外しんどいことである。様々な形や色の枝葉が並び繁る熱帯のジャングルで農業をすることを想像すればわかるように、多様性は時に見通しが悪く、経済という視点から見れば効率は必ずしも良くない。

その一方で、そのしんどさを引き受けて我慢して、じっくりと多様性を味わった時に得られるよろこびは、殊の外、深い。それをわかっているから、私たちは多様性をほめたたえ、追い求めようとする。

ともすれば単純で均一な情報に振り回されがちな現代ではあるが、多様性がもたらす恵みを忘れないようにしたい。多様性は、脳にとっての何よりの栄養なのである。

人生に一時停止ボタンはない

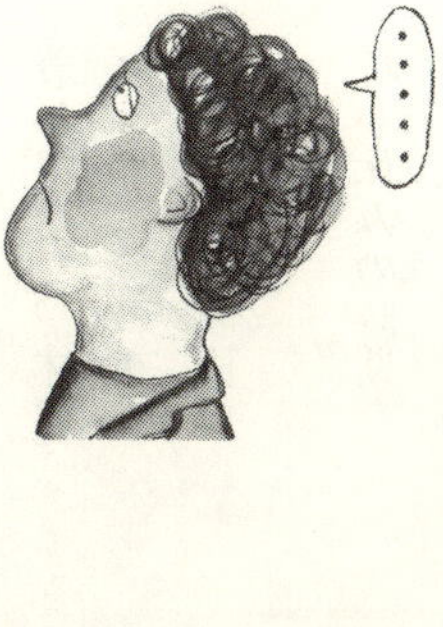

情報化社会と言われる現代。以前だったら貴重なものであった情報も、簡単に手に入るようになった。

たとえば映画がそうである。今では、たいていの映画はＤＶＤで手に入り、好きな時、場所で再生を始めることができる。途中で止めたくなったら一時停止ボタンを押せばよい。しばらく経って、続きを観ることもできる。

人間の都合に合わせて、映画をコマギレに鑑賞できる時代になった。そのうち、インターネットを通して「ビデオ・オン・ディマンド」で映画を観るのが普通になるだろう。

以前はそうではなかった。映画は、ロードショーにせよ、旧作・名作の再上映にせよ、劇場に行かなければ観ることができなかった。一所懸命スケジュールを調べて、その時間に合わせて出かけた。

映画館で観る映画と、家庭などでＤＶＤを通して観る映画の間には、体験の質として大きな差がある。画質や臨場感などはもちろんだが、映画という体験を支える「時間」の性質の違いが案外大きな意味を持つと思う。

映画館の場合、上映時間が決まっているから、もし遅れると見逃してしまう。遅れて到着してもう始まっていたとしても、それは自分のせいである。映画はこちらの都合に関係なく決められたペースで勝手に上映されており、観客は好むと好まざるとにかかわらずその上映スケジュールに合わせるしかない。

観客は映画の時間に「寄り添う」しかなかった。「映画の時間」に「自分の時間」を合わせていたのである。

最近の映画館では、「最初から最後まできちんと観る」という習慣が定着していて、休憩時間にしか入場させないというところも多い。以前はもっと緩やかだった。特に「二本立て」の上映では、交互に繰り返される二つの映画の上映中、いつでも入れる、という映画館がほとんどだった。

私が子どもの頃、よく行っていた映画館も、いつでも入退場できた。学校が休みの時期など、ゴジラやモスラなどの怪獣映画がかかって、仲間たちと観に行った。子どものことだから集合時間もいい加減で、ずっと楽しみにしていた目玉の作品でも、平気で途中から入っていた。

ストーリーが進んでしまっていて、重要な伏線や端緒がわからなくても、気にせずに映画を楽しんだ。そして、二回目の鑑賞時に最初から観て、「そうか、あの事件はそういう理由で起きていたのか」「犯人はあんなふうに証拠を隠したのか」などと頭の中でつないで、それなりに満足していた。映画のストーリーに即して言えば「タイム・トリップ」をしているようなものだったが、それでも構わなかったのである。

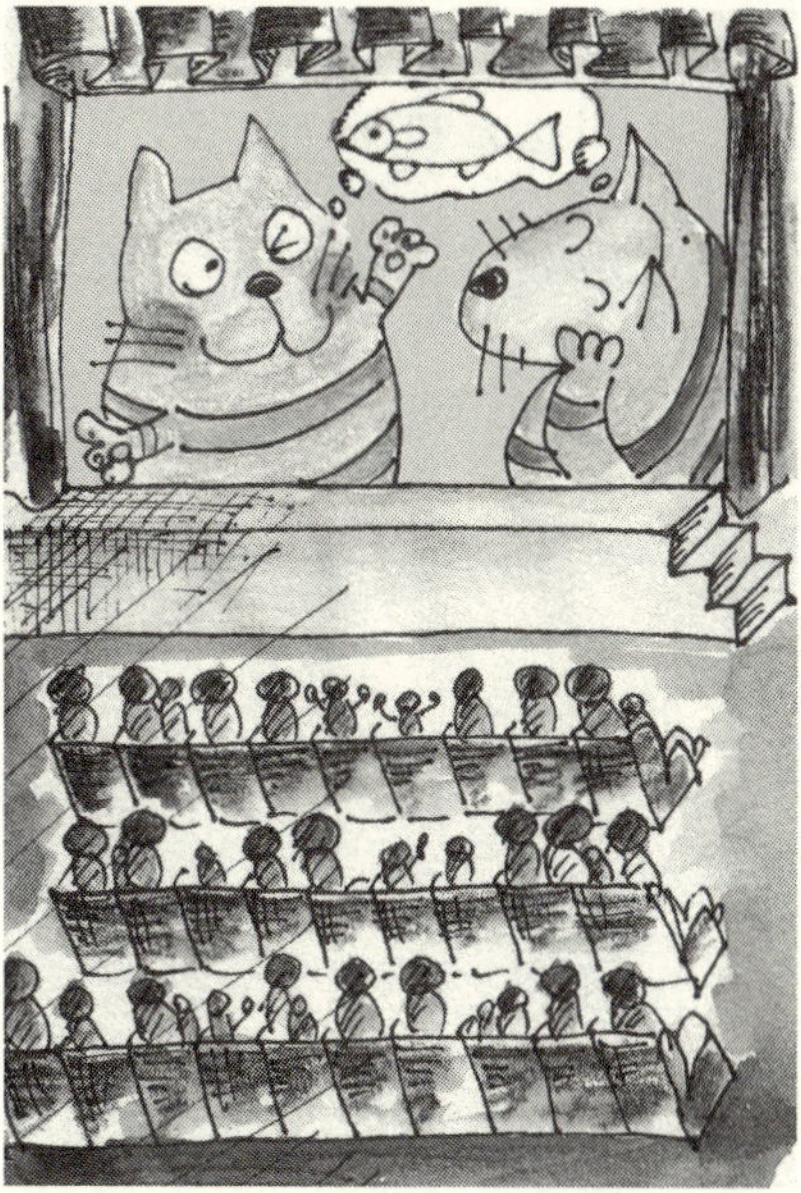

入場した時に流れていたシーン

になると、「ここから先はさっき観たから、もういいや」と席を立つせっかちな仲間もいたが、私はどちらかと言えば、もう一度最後まで観て、味わい尽くすのが好きだった。ポップコーンやポテトチップスを食べながら、仲間とわいわい楽しく観たあの頃が懐かしい。

映画を途中から観て、二回目でそれをつなぐ。昔の映画館に行っていた人ならば、誰でも経験していることなのではないか。作品としての映画をきちんと楽しもうと思ったら、やはり最初から鑑賞すべきだ。随分いい加減な時代もあったものだと思う。

その一方で、人間の脳の働きという視点から見ると、当時の「乱暴な」映画体験にはなかなか味わい深い側面があるのも事実である。

映画に限らず、人生の中の「生の体験」には、編集、整理されて、ある特定の意味に解釈される前の様々なノイズが入っている。そのような乱雑さこそが脳を育てる栄養になる。映画を途中から観てしまい、二度目にストーリーをつなぐ。無茶なようでいて、その雑な体験の中にこそ、私たちの脳を育む大切な滋養があるのである。

現代の生活の中で私たちが受け取る情報は、ともすれば整理され、丁寧に表現され過ぎているのではないか。いつの頃からか、テレビにおける発言にはテロップが付けられ、わかりやすさが保証されるのが当たり前になっている。

ノイズの中から意味を拾うというのが人間の脳の強靭な編集力の本質。最近の至れり尽くせりの情報環境では、脳の潜在能力を活かすことができない。

ところで、劇場の場合、私たちの都合で「一時停止」できない形で上映されることは、映画という体験の「生命」そのものに関わっている。

大ヒットした携帯型ゲーム「たまごっち」の開発者として知られる横井昭裕《よこいあきひろ》氏にお目にかかったことがある。

「たまごっち」は、ペットを育成するゲームだが、モニター段階で要望の多かった「一時停止ボタン」を横井さんは敢えて付けなかったのだという。「一度始めたら、こちらの都合で一時停止などできないということが、ペットの本質だと考えたからです」と横井さんは言う。

考えてみれば、生命の本質とは、停止することのない綿々とした流れである。こちらの都合でストップしたり、再び開始できるものではない。だからこそペットの世話は面倒なのだが、それゆえに愛しい。

子どもの頃、暗い劇場に入り、もうすでに始まっている映画を目にした時、私はそこに一つの生命を感じていたのかもしれない。何でも「一時停止」できる現代の私たちは、次第に「生命」の気配を失ってはいないか。

仏像で測る真の脳年齢

中学生の時は、修学旅行先の奈良や京都で仏像を見ても、なんだか意味がわからなかった。ただ、新幹線やバスの中で仲間たちと騒ぐのが楽しかったことだけを覚えている。

国宝の弥勒《みろく》菩薩《ぼさつ》半跏像《はんかぞう》が収められている広隆寺《こうりゅうじ》も訪れたはずだが、中学生の私が何を感じたのか、よく覚えていない。恐ろしく曖昧な印象しかない。やはり、何かをしっかりと受け止めることができるには、ある程度の年齢に達していなければならないのだろう。親の気持ちは、親になってみないとわからない。子どもにとっては、「死」は抽象的観念でしかない。そして、仏像を鑑賞するために必要とされる精神年齢は高い。

時は流れ、大学院生になって広隆寺を訪れた時には大分、眼ができていたように思う。体重が「〇・一トン」を超える親友の哲学者が一緒だった。

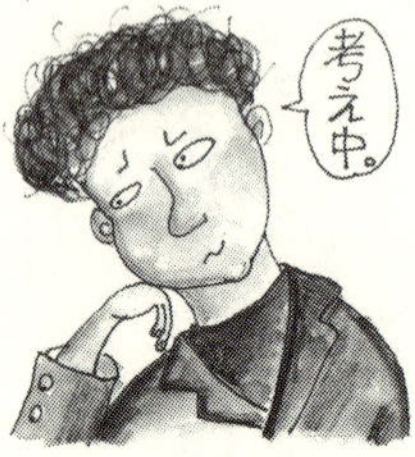

「おい、茂木、知っているか。かつて、大学生がその美しさに魅せられて思わずこの仏像に抱きつき、指が折れてしまったんだぞ」

博識の彼はつぶやいた。なるほど、いくら拝見しても飽きない、美しく神々しいお姿をしている。ありがたく、もったいない。中学生の私はこの弥勒菩薩半跏像を前にして、一体、何を見ていたのだろう。何という大切なものを見逃していたことか。

そこの君、もっとしっかり見なさい！

タイムトリップして、制服姿の私自身を、どやしつけてやりたくなった。

小林秀雄は、かつて「思考には年齢相応というものがある」と言った。現代人は、脳の機能を考える時にも、計算能力とか、記憶力とか、機械的なものばかりを思い浮かべがちである。しかし、小林秀雄の言うように、年を重ねてこそ初めて到達できる思考の境地というものがある。様々なことを経験し、人生の酸いも甘いも嚙み分けてこそわかること。そのような思考の価値というものを、私たちはもう少し見直してみるべきなのではないか。

いわゆる「脳年齢」が若ければいいというものではない。年齢を重ねるということは、つまり、脳の神経細胞のネットワークに、それだけの学習の積み重ねができるということ。経験から来る叡智は、本当に尊い。計算など、少々できなくても構わないではないか。年経た人の寸鉄の一言には、重みがある。お年寄りの話に、もっと耳を傾けるべきだ。そんな人生の成熟度は、仏像に向き合うことでわかるのではないか。折に触れ、すぐれた仏像に向き合う習慣をつけたい。

奈良の興福寺《こうふくじ》の国宝、「世親菩薩立像《せしんぼさつりゅうぞう》」と「無著菩薩立像《むちゃくぼさつりゅうぞう》」は本当に素晴らしい。授業を受け持っている東京藝術大学の美術館に、この二つの国宝が来たことがある。何回も入館し、ただ立ちつくして拝見した。運慶一門によるとされる、日本の彫刻史上の傑作。様々な思いを胸に、人びとがその姿を拝する。彫刻科の学生は、その技術を盗まんと眼光鋭く。老人は、ただ手を合わせて、ありがたく眼を瞑り、若者はまぶしげに見上げる。私は腕組みをして、身動きもせず。人それぞれの拝観の姿勢に、これら二つの仏像の持つ魅力のオーラが現れていた。

すぐれた仏像の魅力は、その人間性の表現にある。「世親」も「無著」も、実在の高僧をモデルにしたとも言われ、その表情のリアルさ、立ち現れている個性は、一目見て忘れがたい。

およそ、仏性が生身の人間に宿るというのは、実に奥深い思想ではないだろうか。もちろん、古代ギリシャでも神は人の形をしており、キリスト像はその人間性を感じさせる。しかし、これらの西洋の宗教的伝統の中でのイメージと比べても、日本の仏像に現れている人間像には、独特のやさしさと、やわらかさがあるように思う。

ちょうど、「漢字」と比較して「ひらがな」の印象がややわらかなものであるように、日本の仏様は、柔和なお姿をしている。対外的な場面では、欠点になったり、裏返って攻撃性にもつながることもある日本的なやさしさだが、こと仏像の表現に関する限り、ほれぼれと見とれるしかない一つの素晴らしい達成となっているように思う。

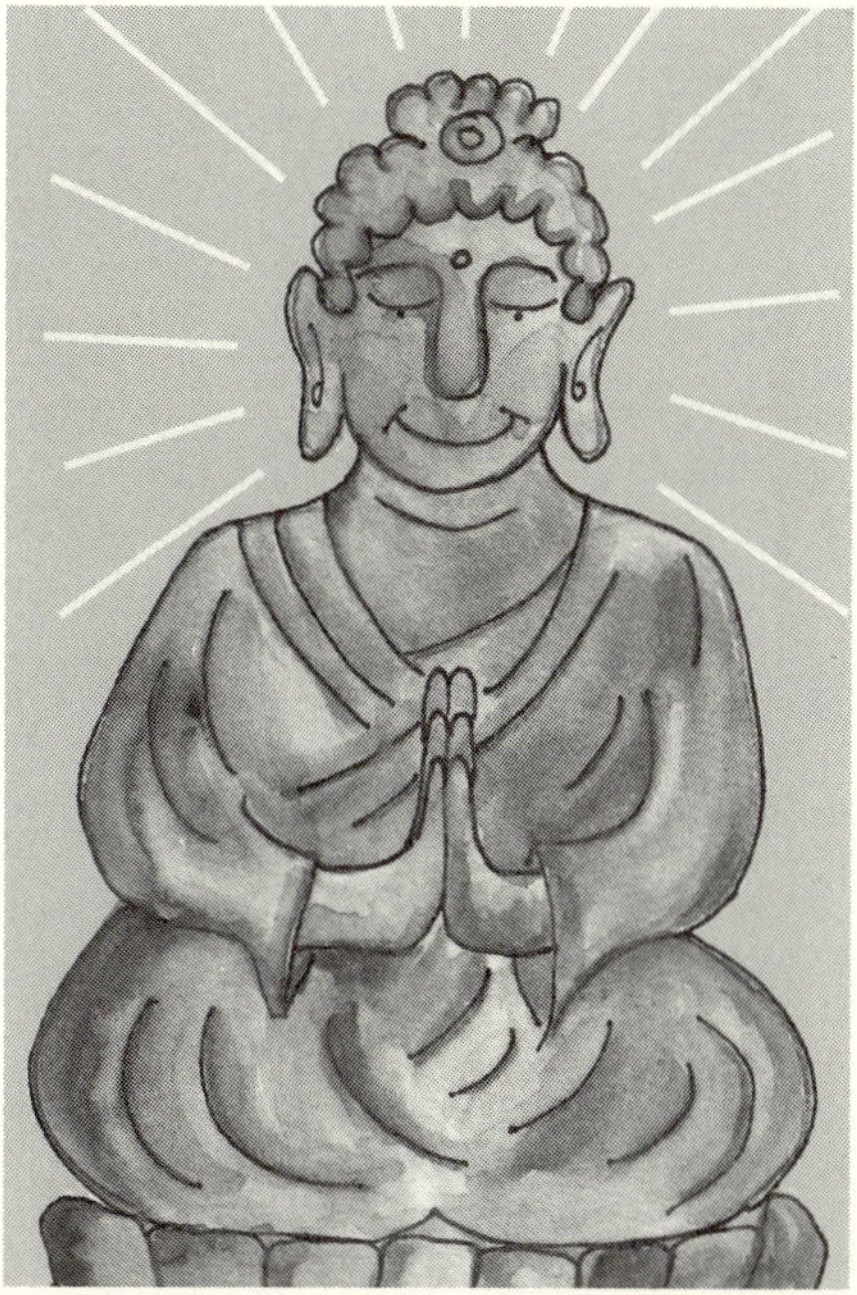

かつてインドの地で大悟を開いた仏陀その人に始まる、生命への慈しみに満ちた宗教

的伝統。その日本的な表現を、もっと大切にしたい。

　現代の私たちは、果たして、古の人たちのような成熟を重ねているだろうか。いつまでも若々しいということは、確かに望まれることである。しかし、若いことばかりに価値が置かれる社会は、どこかおかしい。私たちは、成熟することの価値、経験を積んで初めて得られる叡智の尊さを忘れてしまっているのではないか。

　コンピュータには人間的な意味での「成熟」はない、ただ計算速度が改善し、データが増大し、ネットワークが複雑になるだけである。人間の脳を語る時に、全くかけ離れたコンピュータにたとえて「演算速度」や「記憶容量」だけを競うのでは、大切なことを見落としてしまう。

　王子として生まれ、裕福な生活を送りながらも、有名な「四門出遊」などの経験を積み重ねて、宗教的覚醒を迎えた釈迦。仏像は、経験を積んで初めて獲得できる人生の叡智を表現している。

　いつまでも若くありたいとばかり思っている現代人も、時には真剣に仏教美術の傑作に向き合い、自分の人生の成熟度を自省する必要がありそうだ。

無農薬リンゴ誕生の哲学

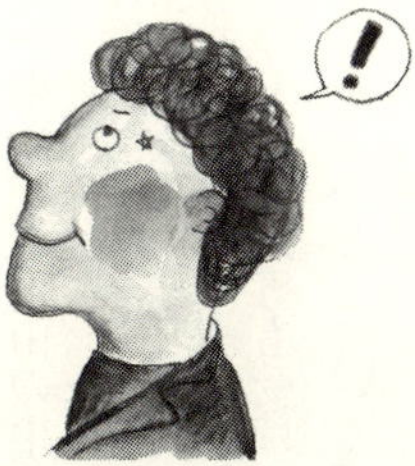

学会でブラジルに行ったのは、一九九四年のことだった。アマゾンにも行き、ボートハウスで一晩過ごした。風に揺られ、ハンモックの中で眠るのが心地良かった。

アマゾンの中心都市、マナウスのマーケットで飲んだジュースの味は忘れられない。周辺で収穫されたフルーツをミキサーにかけたもの。濃厚な生命の気配に満ちていた。それまで飲んできた「フルーツ・ジュース」が、まがいものに思えるほどだった。

文明の中に住む私たちがすっかり忘れてしまった生きるということの本来の力が、見慣れぬ魚たちが並ぶマーケットの中で飲んだフルーツ・ジュースの中に感じられたのである。

あの時の感覚が、NHKのスタジオの中でよみがえった。「プロフェッショナル　仕事の流儀」のゲストにいらした木村秋則さん（二〇〇六年一二月七日放送）は、青森の地において、不可能と言われた無農薬のリンゴ栽培に成功した。そのはかり知れない苦労の中から生み出されたリンゴを口にした時、「これはマナウスのジュースと同じだ！」と直覚したのである。

農薬を使って皮膚が荒れてしまったことから、無農薬での栽培を思い立った。しかし、リンゴは様々な農作物の中でも特に虫や病気に弱く、無農薬で実らせることは不可能だと言われていた。

案の定、何年経ってもリンゴが実らない。現金収入がないから、夜、飲食店でアルバイトをして家族の生活を支えた。いろいろ工夫してみてもリンゴの花さえ咲かず、子どもたちは一つの消しゴムを分け合って使う生活。東京に出稼ぎに行き、ホームレスのような生活も経験した。

ある日、辛抱強い木村さんもついにもうここまでと思った。死に場所を求めて岩木山の中を彷徨っていた時、ふと、一本のリンゴの木が視界に入ってきた。なぜこんなところにリンゴが、といぶかしんで近づいていくと、それはよく似たドングリの木だった。

それではっと気がついた。山の中の木は、農薬など散布しないのに、ひどい食虫害も受けず青々としている。夢中になって、木の下の土を掘ると、やわらかくてふかふかとしている。

「ここに答えがあった！」と夢中で山を駆け下りた。死に場所を求めていたことなど、すっかり忘れていた。

土は、植物や、昆虫や、微生物などの様々な生命の営みによってつくり出される。土が豊かであるということは、その地の生命活動が充実しているという証拠である。

山の中には、いろいろな種類の虫がいる。それでも、植物がひどい害を受けないのは、複雑な生態系の中で、虫たちがお互いに相手を捕食するという「食物連鎖」を形成しているからである。

どんな虫でも、増え過ぎれば必ずそれを食べる天敵が現れる。お互いに食べ合うことで、全体としてバランスがとれている。だから、害虫が大発生するということがない。

農薬をまくと、確かに害虫の発生は抑えられるが、同時に様々な天敵も死滅する。豊かな生態系があってバランスがとれているのではなく、生態系が消滅して「無菌状態」になり、それを無理矢理維持している状態になる。「力で抑えつけている」状態は、少しでも油断すれば害虫が大発生しやすい空白の状態でもある。だから、いつまで経っても農薬を使うことをやめられない。

生態系が豊かではないから、土も力を失う。化学肥料で栄養を補ってやらなければならな

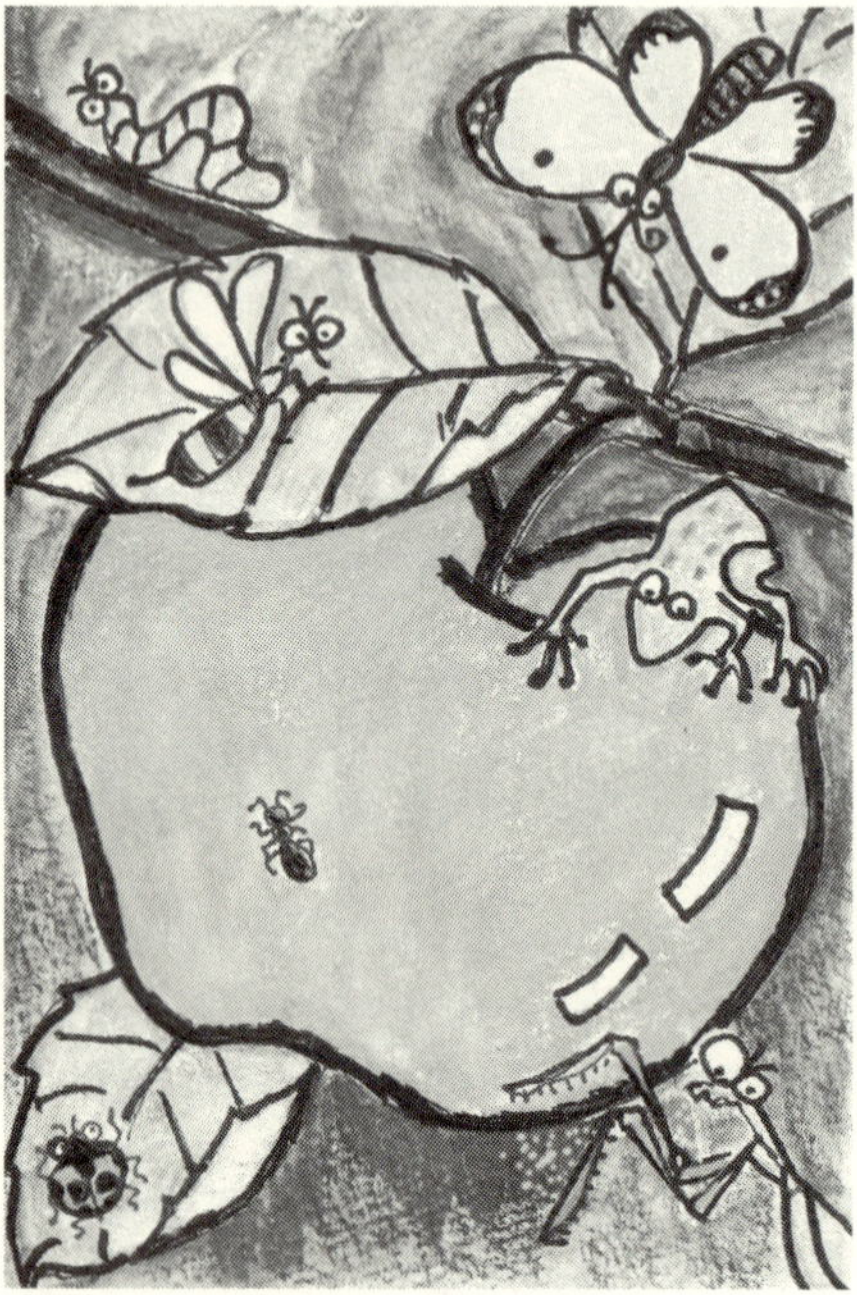

い。そのようにして栽培された農作物は、確かに収穫量は安定するが、生命本来の力は弱ってしまっている。

　土が農作の基本であり、その土を育むのは豊かな生態系であることに木村さんは気が付いた。「奇跡のリンゴ」づくりの哲学が誕生した瞬間である。

　木村さんのリンゴは、豊かな生命の気配に囲まれて育つからこそ、生命の底力がある。雑草もやたらに抜かず、むしろリンゴの木と共生させて、土に返して肥料にするのである。

　畑には、様々な虫たちがいる。しかし、お互いに捕食し合うから、ある特定の種類だけがはびこるということがない。カエルも来る。鳥たちも飛ぶ。自然の豊かな息吹の中で、うまくバランスがとれることで、土が育まれ、リンゴが本来の生命力を発揮する。

結構なことばかりのようだが、木村さんのような方法がなかなか普及しないのは、それがとても難しいことだからだろう。農薬を散布して、昆虫を根絶やしにしてしまう方法は、「制御理論」としては簡単である。一方、生態系を保ったままリンゴを実らせることは、いわば「複雑系」の制御を行うことであり、格段に難易度が増す。

実際、木村さんは畑を放っておくわけではない。雑草も、春、秋にタイミングを見て刈る。「リンゴの木に、季節が来たことを教えてあげるんだ」と言う木村さん。病害を防ぐために、酢も散布する。そのような細かいノウハウの積み重ねが、「奇跡のリンゴ」を誕生させた。

無農薬の作物を求める消費者の気持ちは強い。まして、それが植物本来の生命力を引き出すとすればなおさらである。しかしながら、無農薬を実現するには高度なノウハウがいる。生態系の複雑系としての力を生かさなければ、私たちは何をすることもできない。

その難しさの中に飛び込む勇気が、農業の未来を切り開く。人類の知のフロンティアは、インターネットの中だけにあるのではない。

無菌状態というリスク

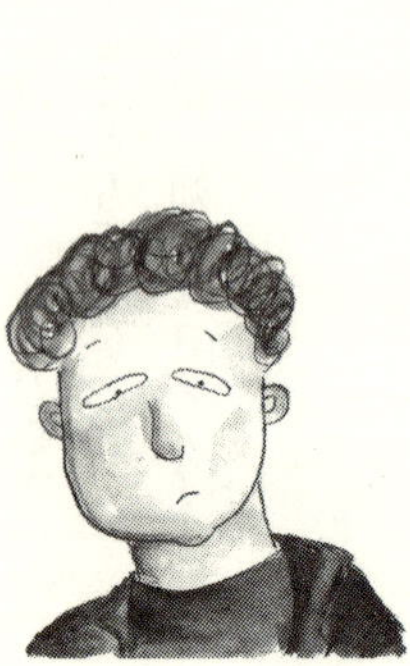

生まれて初めてインドを訪れた。
シンガポールで乗り換え、目的地であるコルカタに向かう機内で、中学校の時のY先生のことを思い出していた。
Y先生は、英語を担当していた。夏休み明けの教室で、「実は、インドに行ってきたんだよね」と言った。さらに、「いや、女の人がみんなきれいでねえ」と、インドの土産話でその授業は終わった。何だか随分遠くを見るような眼をしているなあ、と思っていたら、それからしばらくしてY先生は学校を辞めてしまった。
その後、風の便りに海外旅行の添乗員をやっていると聞いた。安定した公務員としての地位を捨ててまでY先生を駆り立てたものは何だったのか。周囲はさぞびっくりしたことと思うが、中学生だった当時の私たちに、そんな人生の機微がわかるはずもなかった。インドに近づくにつれて私の脳の奥深くからY先生の記憶が呼び覚まされたのも、何かの必然性があったのだろう。

インドは、好きになるか嫌いになるかどちらかである。そんなことを聞かされていた。近づくにつれて、私はどっちだろうと胸が揺らいだ。コルカタの空港に降りてすぐに、カルチャーショックはやってきた。

荷物受け取り場を猫が歩いている。ホテルに向かう自動車が、ずっとクラクションを鳴らし放しである。信号がない。人力車や人やオートバイが奔流のように溢れている。道端にしゃがみ込んでいる人たちがいる。香辛料だろうか、空気の中に独特の匂いがある。途中、橋のたもとに人びとが群れになって寝転がっていた。路上生活者のことは以前から聞いていたが、小さな子どもや女の人たちの姿を目の当たりにして、何とも言えない気持ちになった。

ホテルの中は別世界のように優雅だった。案内してくれる人が、「ヴィクトリア朝の雰囲気が残っているのです」と胸を張った。部屋の窓を開けると、外からクラクションが打ち寄せる波のように再び聞こえてくる。

翌朝、郊外の原子核物理研究所までタクシーで向かった。日本でも見たことがない大渋滞で、全ての車が蟬しぐれのようにクラクションを鳴らし続ける。鉄道のホームに、溢れんばかりの人の群れがあった。

コルカタ近郊にあった湖を埋め立ててできた土地に建つ研究所の中は、再び別天地だった。塀の内側と外側の違いが大き過ぎる。内側では、人びとがアメリカやヨーロッパと同じように脳について議論している。外側には、下手をすると文字を読めないかもしれない人たちが歩いている。人力車が所在なげに停まっている。

ＩＴ産業の隆盛が著しい「インドのシリコンバレー」、バンガロールから来た大学教授と話していると、アメリカ人と議論しているのと変わらない。一体、インドという国はどのような場所なのか、その目眩《まばゆ》いばかりの多様性に胸を揺さぶられた。

街をただ歩いているだけでも、あまりにも強烈な刺激の数々に、堀田善衞《ほったよしえ》氏の名著『インドで考えたこと』ではないが、本当にいろいろなことを考えさせられる。

学会では、脳というシステムからどのようにして意識が生まれるのか、世界各地から集まった研究者と有意義な議論を積み重ねることができたが、一人の旅行者として体験したことのハイライトは、ガンジス河での沐浴を見たことだったかもしれない。

マーケットのすぐ横に、その場所はあった。泥の色をした水の中に、たくさんの人びとが

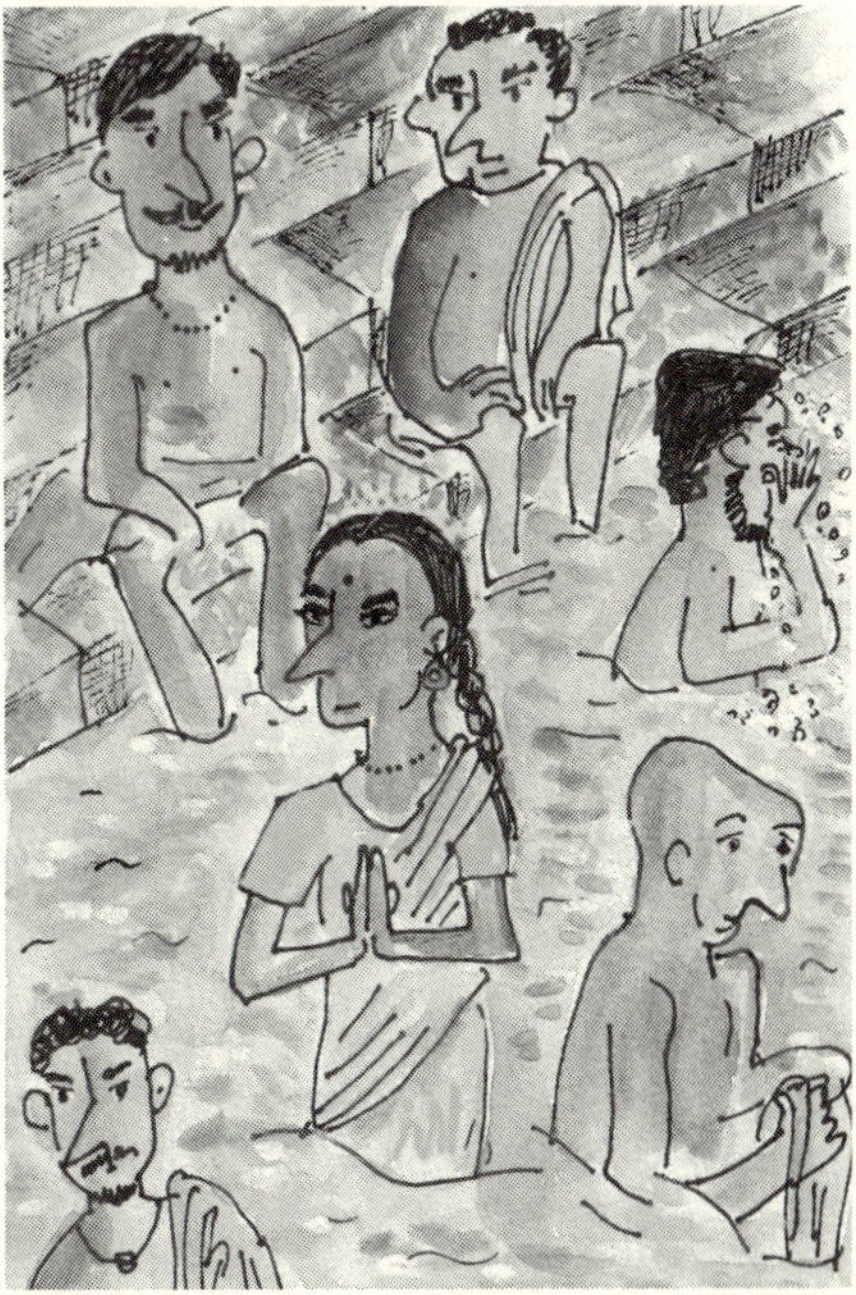

身体を浸していた。身体を洗う人、髪の毛を濡らす人。聖なる河の水で、口をすすぐ人。太陽に照らし出されたその光景は美しく、神々しい雰囲気さえ醸し出していた。

インドに行くと、必ず一度はお腹をこわすよ。何人の人がそのように忠告してくれたことだろう。衛生状態の良い都市文明の中に暮らす私たちがいきなりガンジス河に入ったら、確かに雑菌にやられてしまうかもしれない。しかし沐浴の様子を眺めながら、「ひょっとしたら、私たちはどこか間違ってしまったのではないか」という湧き上がる思いを抑えることができなかった。

無菌状態というのは、別の見方をすれば生命としての多様性が失われていることを意味する。農薬や肥料漬けになって生育する農作物から、生命としての本来の力が失われてしまうのと同じように、私たちは、文明の中で雑多な様々なものを排除してしまうことによって、いつの間にかひ弱な存在になってしまっているのではないか。

コルカタの裏通りの子どもたちが、貧しい中で輝くような笑顔で遊んでいるのを見るにつけても、様々なことが管理され、無菌状態への志向が高まっている日本の現代社会は、どこか本質的なところで生命の底力をやせ衰えさせている、という直観から逃れることはできなかった。

私たちがいきなりガンジス河の泥水に入るのは難しいかもしれない。それでも、多様性を慈しみ、それを抱擁することはできるだろう。脳にとって、元来多様性は最高の栄養である。旅に出て、様々な人びとに出会い、容易には見通すことのできない異質の文化と向き合う。そのような体験以上に、脳の潜在能力を引き出すレッスンはない。

いつも心の中では、ガンジス河で沐浴するような、奥行きのある多様性との親しみ方を実践したい。そんな思いを抱いてインドを後にした。

スピード狂時代のスピード感

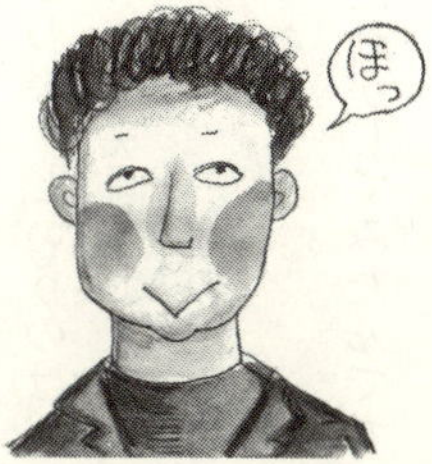

時代の変化が毎年、加速していく。情報技術分野では、一年が従来の七年に相当する「ドッグイヤー」などと言われ、さらにはもっと速い変化を表す「マウスイヤー」という言葉まで登場している。

脳のことを話題にする時に、何よりも「頭の良さ」を気にする人が多い。頭の良さとはすなわち回転の速さのことである、というのが世間一般の理解であろう。時代の流れが速くなると、人間もそれだけ頭の回転が速く、「頭が良く」ならなければならないというような強迫観念にかられてしまいそうである。

確かに、頭の良さはある程度、どれくらい速く計算できるかということで測れる側面がある。一方で、与えられた問題に対して素早く解答を出すということだけではない。今まで思いつかなかった新しい可能性を見いだすというような創造的な場面でも、いかに素早く様々な可能性を探り尽くせるかが勝負の分かれ目になることもある。

計算は速いに越したことがない。学校や企業に入る時の試験では、頭の回転が速ければ有利だろう。しかし、単に速ければ良いとも言えないのが人間という複雑な存在の、そして奥深い機能を持つ脳の面白いところである。

新潟に拠点を置くバレエ・カンパニーを主宰しているダンサー・振付家の金森穣《かなもりじょう》さんのお話に、はっとしたことがある。出張で訪れた新潟で、金森さんが演出した公演を見て、ダンサーたちの複雑で美しい動きにすっかり魅せられてしまった。宿泊先のホテルの部屋に戻り、ひとり鏡の前で手足をばたばた動かしてまねをしてみた。新潟の地酒で酔った勢いもあった。

学生時代から時々やる「こわい体操」というものの応用だった。「こわい」というのは、私の身体の動きを不気味に思った友人が発した形容であって、決してホラー映画のように怖いわけではない。他人の目をあまり気にせずに身体をめったやたらと動かす、一種の健康法である。たまたまそんなものを目撃してしまった友人は、いい迷惑だったろう。

「金森さんの舞台で興奮してしまって、ホテルに戻って手足をばたばた動かしてみたんですよ」

金森さんにテレビ番組でお目にかかった時、そう告白した。すると、金森さんは「あっ、それはダメですね」と、あっさり切り捨てた。

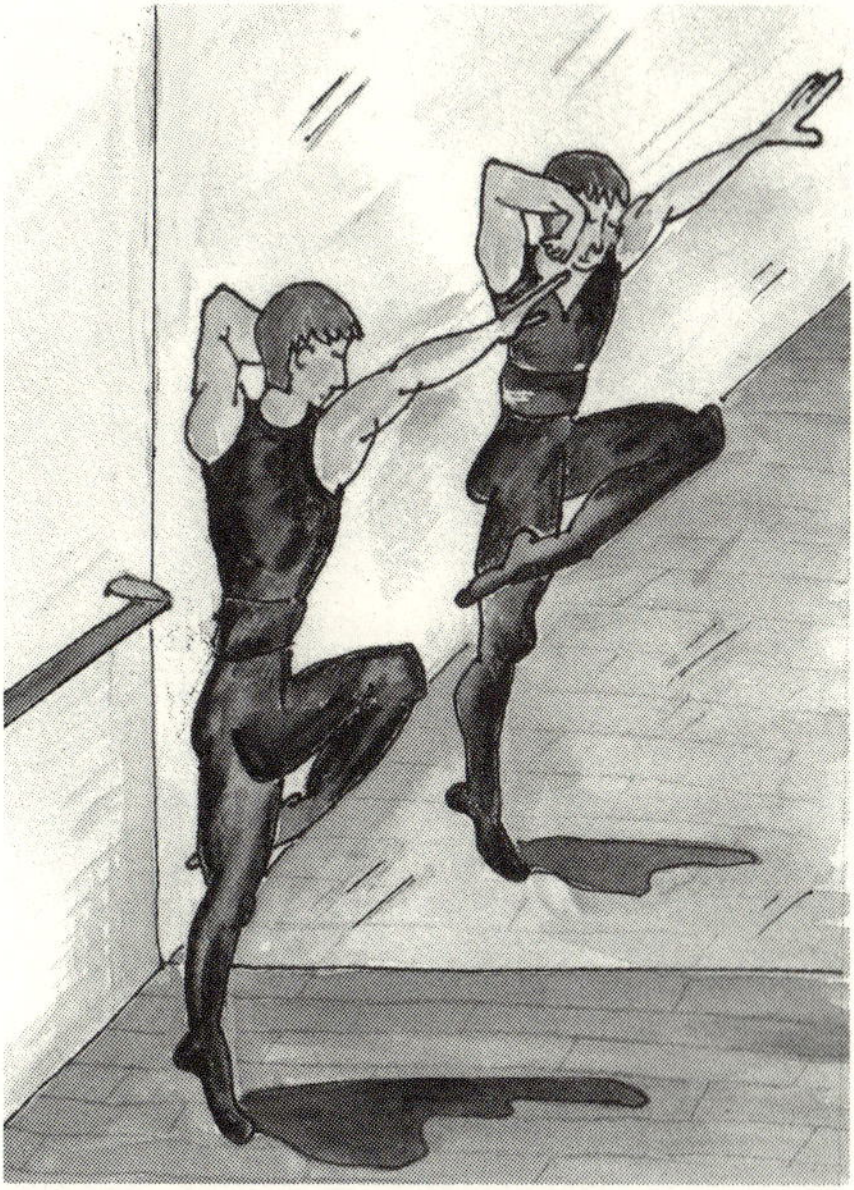

「身体の動きを修正する時は、本職のダンサーでも、ゆっくりとしなければならないのです。そうしなければ、自分の身体の動きの細かい点に神経が行き届かないのです」

長い間ヨーロッパで鍛えられ、日本に帰国して注目すべき独創的な活動を展開しつつある金森さんに、にこりともせずにそのように直言された私は、虚を突かれたように思った。

なるほど、ゆっくりとやらなければ立ち上がらない脳の活動が確かにある。ダンサーの動きが美しいのは、ゆっくりと身体の動きを修正する、そんな脳の働きを積み重ねた結果であろう。思いもしなかった真理を、金森さんの言葉に教えられたのである。

身体をコントロールするのは中枢神経系としての脳である。脳活動の結果が外形的に身体運動となって現れる。金森さんのライフワークであるダンスは、その美しさを極める芸術である。

身体が速く動くということは、すなわち、出力の制御を担当している大脳皮質の運動野の神経細胞がそれに対応する素早い活動をしているということを意味する。運動制御関係の脳活動に即して言えば、確かに効率よく活性化しているということになる。

しかし、脳の活動は様々な領域のバランスから成っている。身体の動きを体性感覚として受け止め、ある美意識の下に評価し、必要があれば修正する。そのような脳活動は、身体を素早く動かしているだけでは、むしろ低下する。身体をゆっくりと動かして、その動きを評価し、修正を試みるような脳の働かせ方をしなければ、美しい動きを生み出すことはできないのである。

極端な場合、ほとんど止まっているかに見えるようなゆったりした動きにも、感性を司る脳の領域はこの上なく活性化しているということがあり得る。日本の誇る古典的な舞台芸術で、世界無形遺産にも登録されている「能」の動きについて考えれば納得できるだろう。

速く済ませればよいわけではないというのは、読書のことを考えてもわかる。大量の文章を素早く読み取る様々な「速読法」が提案されている。使い方によっては役に立つだろうが、一方で読書の本義が行間を読み取り、湧き上がる様々な想念をゆったりと味わう点にあることは言うまでもない。

たった一行の表現から、無限の宇宙の様々を想像したり、主人公の運命に涙して先を読み進めることができなくなったり。読書の醍醐味は、むしろゆったりと読むことの中にあるとさえ言えよう。

外面的にはゆったりと何もしていないように見える時こそ、実は脳は猛スピードで活動しているということもあり得るのだ。

振り返ってみれば、私たちは、加速化する時代の気分に煽られて、何事も速く早くと気ばかりせいている側面がないか。果たして自分たちのやっていることが美しいことなのか、正しいことなのか。時にはゆったりと身体を動かしながら考えてみる必要がありそうである。

官能をよびさますためならば

飽食と言われる現代。人類が、かつて何回も生死にかかわるような飢餓を経験してきたことを考えれば、全くもって贅沢きわまりない話である。

テレビで「これを食べればダイエットできる」という触れ込みの食品が放送されると、売り切れの騒ぎになる。そんなにやせたいならば食べなければいい、と言うのは乱暴だろうか。おいしいものを食べたいという欲望を満たしつつ、スリムな体型になりたいというのが現代人の本音なのだろう。

お腹が空いているという状態は、食べものが少なかった私たちの祖先にしてみればおなじみの感覚だったはずだ。やせたい、しかし食欲は我慢できないという現代人は、空腹感というものへの耐性が落ちているのかもしれない。飽食の時代を生きる私たちは、空腹感とどの

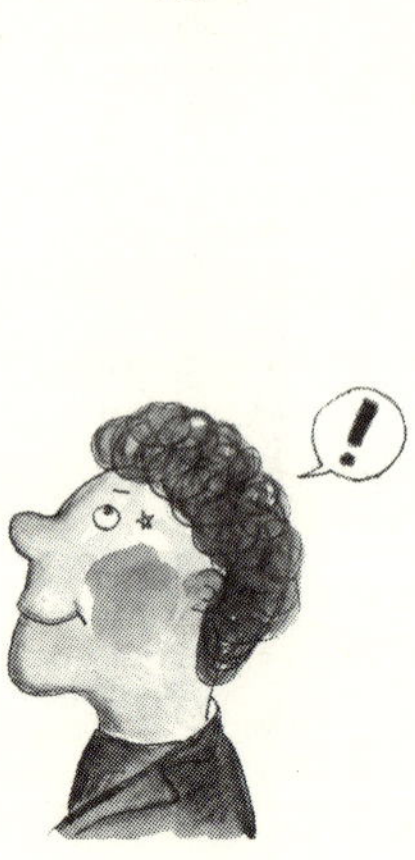

ようにつき合えばよいのであろうか。

夏目漱石の弟子であり、『阿房列車』などの軽妙洒脱なエッセーや、『東京日記』『冥途』に代表される幻想的な小説で知られる内田百閒《うちだひゃっけん》は、希代の美食家でもあった。百閒の名文を密かに師と仰ぐ文筆家は私の周囲でも多いのである。

『御馳走帖』などのエッセーを読むと、百閒がいかに「うまいもの」を愛し、お酒とともにそれを味わうことにこだわった人であったかということが伝わってくる。「グルメ」というような現代風の軽いノリではなく、それこそ命を賭けているかのような、凄まじさを持って食に向かっているのである。

その筆には、思わずつばを飲み、お腹がぐうと鳴ってくるような、そんな迫力がにじんでいる。お金がない中で、やっと口にしたカレーライス。空襲の中、大切に抱えて逃げ出した一升瓶。戦争中、物資が乏しい中で口にした酒の味は忘れられないと随筆にある。百閒ほど「生きる」という根源から食の官能にこだわった文筆家も、そうはいないと断言してよかろう。

希代の美食家は、また空腹感をも愛した。「お腹が空いているというのは私が一番好きな状態の一つである」と百閒は書く。夕べのご馳走を楽しみに、朝からほとんど何も食べない。

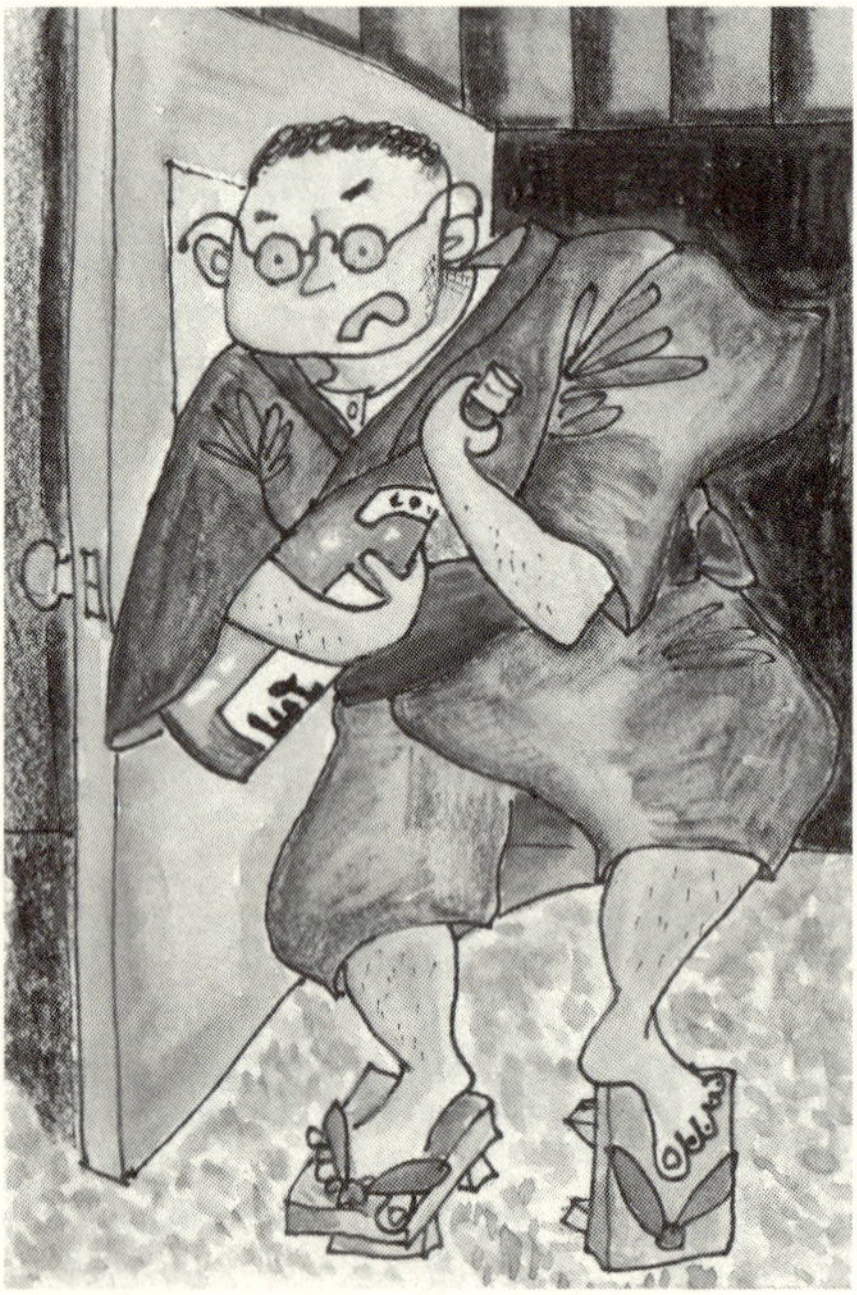

ひたすら空腹感に耐えて、ようやく訪れた饗宴の時を心から味わう。それが、百閒の習慣だった。

医学的には、過度の空腹が良いものであるはずがない。また、ダイエットという観点から見ても、空腹時に食べるご馳走は、吸収効率がかえって良くなって、体重を増やす結果になるかもしれない。実際、百閒の体型はお世辞にも「スリム」と言えるものではなかった。

一方、食の「官能」という視点から見ると、百閒の「お腹が空いているというのは私が一番好きな状態の一つである」という言葉には深い真実が含まれている。世間では「空腹は最良のソースである」と言う。お腹が空いている時には、何を食べてもおいしい。どんなに素晴らしいご馳走でも、満腹では味わいが薄れる。百閒が空腹という状態を好んだのは、食の官能を最大限に味わうための一つの工夫であったと言えるだろう。

そもそも脳というのは、のんべんだらりと続く快楽よりも、メリハリの利いた刺激を好むものである。脳の中でうれしいことがあった時に放出されるドーパミンは、「サプライズ」を好む。最大の放出が見られるのは、長い不在の後に価値のあるものが与えられた時である。

なぜ、脳はメリハリを好むのか。突きつめれば、脳が反応するのは、官能そのものよりも、その中に含まれている「情報」である。私たちの脳は、一生学び続ける。学ぶために最も適した刺激は、意外なこと、目新しいことである。あらかじめ「織り込み済み」のことは、脳の学習における情報量が少ない。

いつもだらだらとご馳走を食べている人には、うまいものがさほどの感激をもたらさなくなってしまう。つまり、脳にとって学ぶことがあまりなくなってしまうのである。

官能のよろこびの依って立つところを突きつめていくと、結局は、広い意味での「学び」につながる。ダイエットの問題から離れて、現代人の陥っている精神的なエアポケットの本質を見極めると、学習のよろこびを忘れている、ということに尽きるのではないかとも思えてくる。

テレビのバラエティー番組などでは、わかりやすさが徹底的に追求される。書籍においても、「これではわかりにくいから、売れない」と著者や編集者が自己規制する。そんな時代の風潮の中で、「わかる」「わからない」のメリハリが利いた脳の学習機会は奪われていく。

空腹時のご馳走が格別であるように、「わからない」ことが「わかった」瞬間のよろこびは天にも昇る気持ちである。そのような脳の中にある官能のよろこびを、私たちは忘れてはいないか。

「空腹」を我慢できず、「わからない」ことに耐えられない現代人。何も、禁欲的になれとは言わない。節制し、清貧の生活を送れとすすめているわけでもない。ただ、人間の脳に備わっている官能のよろこびを徹底的に追求していけば、「飽食」「お手軽」ばかりの現代の文化とは違う何ものかの姿が見えてくるだろうと指摘したいだけである。

楽あれば苦ありと昔の人は言った。ここに、「官能」という視点から見て、どれほどの真実が潜んでいるか、一度思い出してみてはどうか。

ルールづくりの栄養価

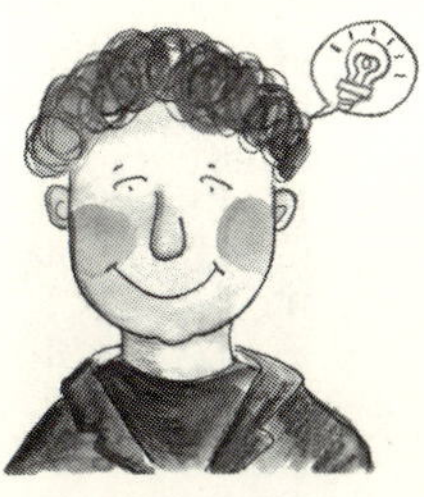

子どもにとって、遊びが大切だということは誰でも直感的に思っていることであろう。それでも、何がどのように成長の上で大切なのか、理論的にきちんと押さえることは難しい。学問的にも、遊びの中の脳の発達を促す要素とそのメカニズムが全てわかっているわけではない。それでも、現時点で幾つか言えることがある。

ポイントの一つは、自分で遊びのルールを工夫することが大切だということである。決められたルールの中で遊ぶのも面白いが、自分でやり方を工夫して遊ぶのはもっと面白い。

最近では、子どもの遊びというと真っ先にコンピュータ・ゲームが思い浮かぶ。至れり尽くせりで、子どもたちが思わず時間を忘れて熱中するのも無理はない。だが本来、子どもというものは、ごく簡単な道具さえあれば、無限と言ってよいほど遊びを工夫することができる存在だったのではないだろうか。

紙と鉛筆があれば、いくらでも遊びをつくり出すことができる。鉛筆をサイコロにしてすごろくをつくってもいいし、陣取りゲームをするのも楽しい。そこに一〇円玉が一つ加われば、さらに面白い遊びを工夫することができる。何事も至れり尽くせりでは、子どもたちは単なる「消費者」になってしまい、自らの遊びの「生産者」になることができないのである。

遊びで肝心なことは、結果が容易に予想できず、豊かな偶有性（ある程度は予想できるが、ランダムな要素も入ること）が含まれていることである。興味深い偶有性に満ちた遊び方に触れることは、もっとも高度な脳の働かせ方を促すことになり、教育上の効果は計り知れない。

遊びを工夫するということは、すなわち偶有性を設計するということである。昔の子どもたちの遊びは、単なる消費者ではない、生産者としてのよろこびに溢れていた。ルールを決めるということ自体が、遊ぶという行為の大切な一部だったのである。

「メンコ」をする時に、相手のメンコの横に自分の足を置いてから打つと、風がはね返ってめくりやすくなる。そのような行為を許すかどうか、許すとしたらどの程度ＯＫにするかを決めることは、メンコという遊びの楽しさを左右する、重大な決断だった。

たとえ、ルールの解釈を巡って仲間同士で言い争いになったとしても、どのように「落としどころ」を見いだすかということも、子どもならではの大切なコミュニケーションの鍛錬につながった。

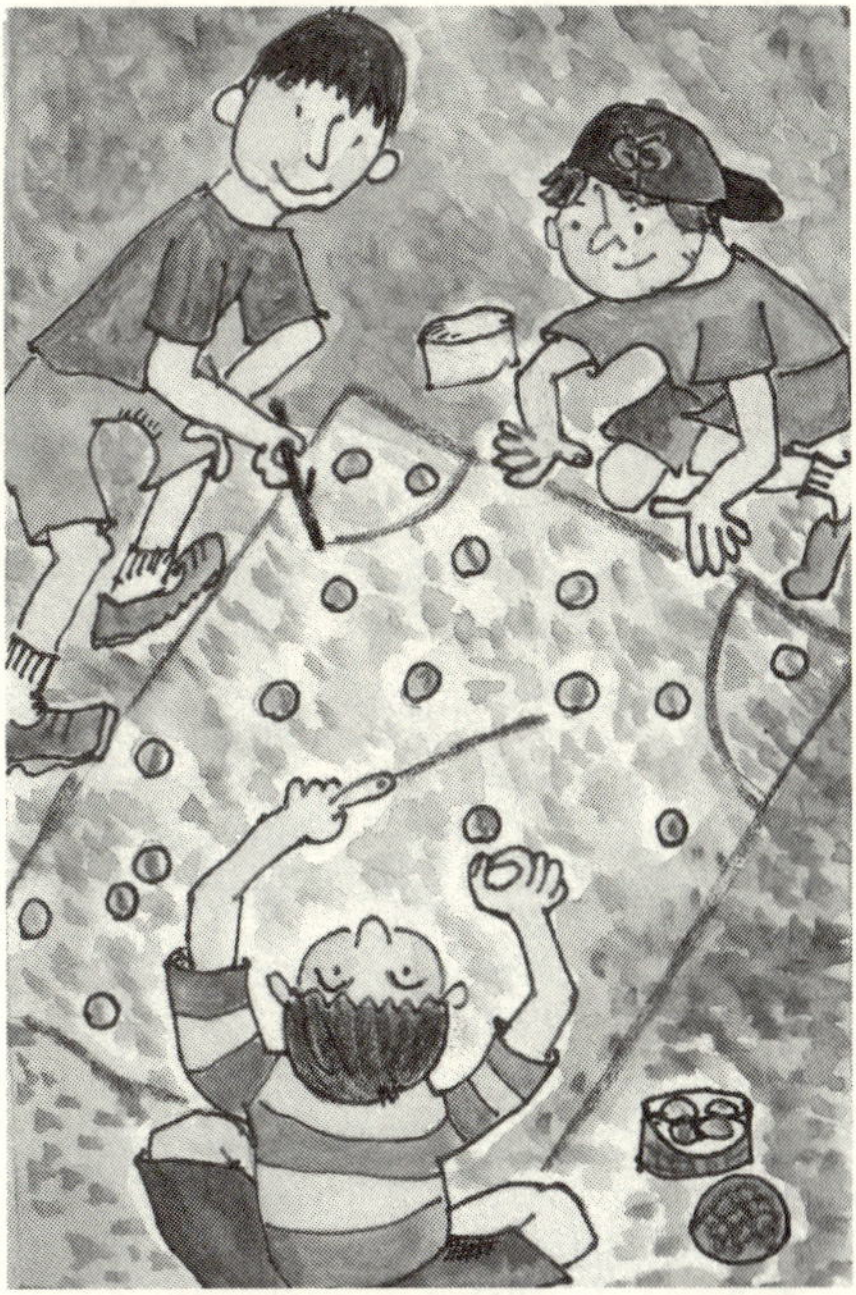

「おはじき」のような単純なゲームでも、決めなければならないことはたくさんある。相手のおはじきに当てて、はじいたあとで、その間に指を通すと取れるというルールがあった。その時、指がおはじきに触れたかどうかの判定をどうするか。動いたような、動かないような、そんな微妙な判定を巡って、かつての子どもたちは、どんなにいきい

きとしたやりとりをしていたことだろう。

缶が一つあればできる「缶蹴り」だって、決めなければならないことはたくさんあった。名前を言うのと、缶を蹴るのと、どちらを先にするのか。名前を間違って言ったらどうするのか。一つひとつのルールの解釈や判定を巡って、子どもたちはこれ以上ないというくらい熱い時間を持ったものである。

私自身、缶蹴りについては今思い出してもわくわくするような体験がある。仲間たちと示し合わせて、着ている服を交換して、塀の陰からそこだけ出すというのをよくやった。鬼が騙されて「〇〇君!」と言うと、「〇〇君じゃないよ、服を換えたんだよ!」と飛び出してからかう。

数人で、一斉に物陰から飛び出すというのも時々やった。鬼があわてて名前を全部言おうとするが、間に合わない。

言い終える前に、スコーン! と蹴ってしまうあの爽快感と、ほんのちょっぴりの罪悪感がたまらなかった。

傑作だったのは、服を頭のほうにめくりかえし、一列になって前の人の腰に手をあてて、芋虫のように歩いていった時である。鬼が名前を言おうとすると、「顔が見えていないのに、どうしてわかるんだ」と抗議して、とうとう芋虫のまま、もそもそと歩いていって蹴ってしまった。

さすがに、鬼がかわいそうだということになって、「芋虫大作戦」はそれから禁止になったが、鬼を含めて皆で腹の底から大笑いしたあの日は、私の子ども時代の一つの頂点だったかもしれない。

かつての子どもたちの遊びは、「ルールを工夫する」「ルールを解釈する」「個別の事例について判定する」「意見が違った時に、話し合う」といった、豊かな偶有性の設計の課題に富んでいた。そのような楽しい遊びの数々を経験できた私の子ども時代は、本当に幸福だったと思う。

コンピュータ・ゲームには、明らかに以上のような「偶有性を設計する」という要素が欠けている。もちろん、現代においてコンピュータを使うことが悪いはずがない。その一方で、昔の子どもたちがやっていたような、ごくわずかな道具から様々な遊びを工夫する、あのような時間を今の子どもたちにも持たせたいものだと思う。

大人も子どもも、ルールを押しつけられてばかりでは成長できないのである。

春に疑う感性の法則

日本人は桜が大好きである。ご多分にもれず、私もそろそろ桜が咲くという季節になるとそわそわする。実際に咲いてしまえば、別にそんなにじっくりと見るわけでもないのに、今か今かと開花を待ちわびる。

毎年、必ず花見をする。ここ数年は、大学の研究室のメンバーや、仕事上で知り合った人たちと酒を酌み交わす。そうしないと、自分が生きているということが更新されたような気がしない。

春毎に繰り返される報道に接していると、桜を見て胸が騒ぐのは私だけではないようである。日本人はなぜ、これほどまでに桜の花が好きになったのだろうか。

どんなに確固として動かしがたいように思える感性も、必ず何かもとになる体験がある。

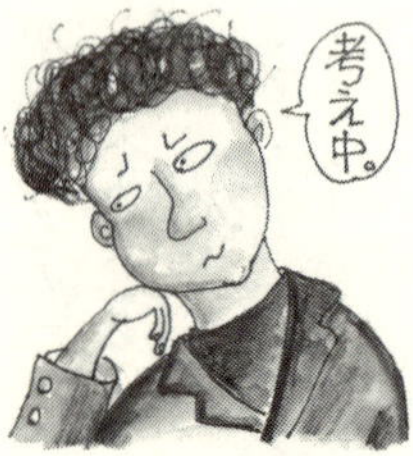

桜の花を巡ってこの国の中で培われてきた歴史的、文化的な蓄積が、私たちの桜好きの背景にあることは間違いない。

ひさかたの 光のどけき 春の日に 静心なく 花の散るらむ（紀友則《きのとものり》）

ねがはくは 花の下にて 春死なむ その如月の 望月のころ（西行法師《さいぎょうほうし》）

桜を詠む様々な和歌に表れているような日本人の桜に対する感性が積み重ねられて、今日の私たちの「花見」に対する熱狂が生み出されている。

花見にかかわる感性には、社会の構成員に共通する部分もあるし、個人的な側面もある。昔からの伝統の上に、一人ひとりの固有の体験が積み上げられていくのである。私の場合、記憶をたどると、どうも小学校の入学式の日に桜が満開だったことに強烈な印象を受けているようだ。

通っていた小学校は、かつて木造だった校舎も鉄筋コンクリートに変わり、もはや昔日の面影はない。しかし、当時、校庭の端に大きな桜の木があったことは鮮明に覚えている。入学式の日、満開の桜の花の下を通って、母親と一緒に校門をくぐった。これから一体人生の何が始まるのやら、幼い私には一向に見当もつかなかったが、自分の中から一つの生命力が満開の桜のように勢いよくほとばしり出ているような、そんな感覚を持った。

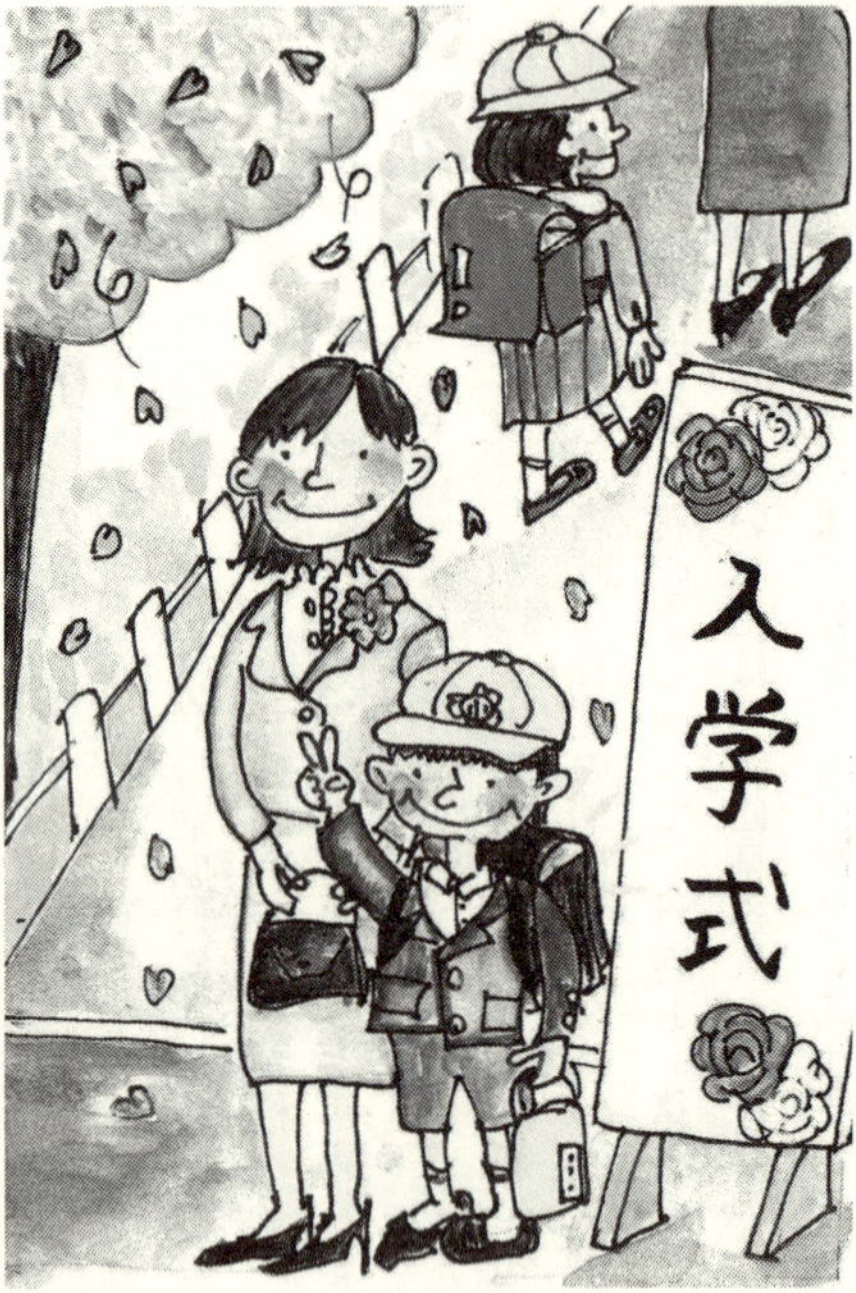

「小学校に上がれてうれしい」という気持ちが、素朴に湧き上がってきたのであろう。子ども心にも、ピンク色の花が目に染みて感じられた。思えば、あれが私の花見の「ファースト・インパクト」だったのかもしれない。

桜の下でお酒を飲むなどという習慣は大人になるまでなかったから、少年期、青年期における私の中の桜のイメージはずっと、あの時の入学式の体験に支配されていたのだろうと思う。学年が改まった新学期の登校時に、満開の桜の花に更新された自分の人生の象徴を見ていたのではないか。

私に限らず、日本人の多くは、「桜の花」と入学や進級を結びつける。まるで、そのような関連性は、この世の始めから決まっていた法則性であるかのような感覚を持つ。

しかし、先にも指摘したように、絶対的で動かし難いもののように思える感性も、もとをたどれば必ず何らかの起源がある。「桜の花」と「入学」が結びついたのは、現在の日本における社会習慣の下での偶然の事情である。もし将来、九月入学に変更されれば、私たちは澄み切った秋の空を、人生の新しい扉が開く感覚と結びつけることになるのかもしれない。

自分自身の感覚を、私たちはついつい過信しがちであるが、本当は、この世に絶対的な「感性の法則」などない。自らの感性を通して得られるよろこびにひたることは人生の一番の楽しみであるが、同時に、そのような感性が果たして唯一のものであるか、自分の心に問いかけ続けることも必要であろう。

現在、日本各地で私たちの眼を楽しませてくれる桜は、その圧倒的多数が「ソメイヨシノ」である。江戸時代にエドヒガンとオオシマザクラの交配で生まれたという説が有力なこの園芸種は、葉が出るよりも先に花が華やかに咲くなどの性質を通して、現代の日本人に好まれている。

私の中の桜のイメージも、ソメイヨシノによってつくられている。小学校の入学式の日、私と母を迎えたのもソメイヨシノだった。子どもの頃、近くの公園で私の目を楽しませてくれたのも、大学生の時、初めて花見でお酒を飲んだ時に上空を覆っていたのもソメイヨシノだった。

その一方で、かつて和歌に詠まれ、江戸時代の国学者本居宣長に愛されたのは、ヤマザクラであった。

敷島の　大和心を　人問はば　朝日に匂ふ　山桜花（本居宣長）

ヤマザクラは、葉が出るのと同時に花が咲く。現代人が「桜」と聞いて思い浮かべるイメージと、ヤマザクラのそれは違う。宣長がヤマザクラに見ていた美とは一体何だったのか。現代の私たちが「ああ、桜は綺麗だなあ」と感じるその脈絡とは異なる形で、宣長はヤマザクラに美しさを感じていたのだろう。

ソメイヨシノに対して、私たちが培ってきた感性は大切なものである。葉が出る前に、ぱっと咲いて散る、その姿を美しいと思う気持ちには切実なものがある。その一方で、自分の感性が絶対的ではないかもしれないという疑いも大切にしたい。

イギリス人にとっての「保守主義」は、自らの危うさを自覚することと結びついているという。桜の何に美を感じるのかという問題を突きつめると、伝統を守ることの大切さと難しさが見えてくる。

第六章　たくらむ脳のためのヒント

脳学事始 vol.6

普遍性と仲良くしよう

科学者というものは、そもそも、普遍性への強い信念をもっている。

子どもの頃、将来は科学者になろうと思ったのは、「そうすれば世界中のどこでも自分の仕事が通用する」と思ったからであった。

地球上には数千の言葉があって、それぞれ独自のやり方で世界を把握している。だから、言葉にあまり頼りすぎる仕事は、通用する地域に限りがあると思った。法律は人間がつくったもので、国によって異なる。経済のあり方は世の流れとともに変わる。人間がつくったものは、とにかく何だか頼りない気がして、地球上のどこでも同じ自然法則を解明することに携わる科学に取り組もうと思ったのである。

ニュートンが、リンゴが落ちるのを見て万有引力を構想する。そこに現れたのは、人類史上かつてない強烈な「普遍性」への架け橋だった。それまで、地上と天上は別の世界だと思われていた。地上のものは放っておけば落下するが、天体は落ちてこない。天上と地上ではそのような「別の振る舞い」をすることが、当たり前だとされていたのである。「万有引力」という普遍的な法則が導入されることによって、リンゴが地球に引きつけられるのと同じように、月もまた地球に引きつけられているはずだということになった。そうなると、なぜ月が地球に落ちてこないのかということを説明しなければならなくなる。ニュートンは、「月は実は地球にずっと落ち続けながら周回軌道を巡っているのだ」という見事な説明をした。微積分学が誕生した。

人間は、何かに感動すると、そのことによって人格が変わる。世界各地に伝わる、成人にあたっての通過儀礼が、苦難の向こうに達成があり、感動があるという構造になっているのはそのためである。ニュートンと出会い、「科学の普遍性」というものを理解して、私は変わった。それ以上凄みのあることは、この世の中にないと思った。だからこそ、今ここにこうしている。

一方、自分の体験から離れて世間を見れば、普遍性がそれほど人気のある概念とは思えない。社会の中の価値観は様々で相対的である。そう考えるのが「大人の態度」だという声もある。それはそうだろうが、そのような多様な価値を生み出す普遍的な法則を考えなければ、そもそも科学者は商売にならない。

日本は特別な国だという人たちがいる。自分の父親や母親が特別な存在であるように、確かに、生まれ育った日本はかけがえのない存在である。しかし、それを言うならばブラジル人にとってはブラジルが特別な存在に違いない。

自国を愛する気持ちも、どこに行っても変わらない普遍的な人間性を見つめる努力によって補われなければその良さを生かし切れない。どんな人間でも普遍的に成り立つ原理への真摯な関心に裏打ちされてこそ私たちの活動は輝きを増すのである。

普遍性を志向することが、あたかも一部の人にだけ通じる特別なことのように感じてしまうのは現代の日本人の欠点である。私たちは、もっと普遍性と仲良くした方が良い。

加速度を感じない限り止まっている

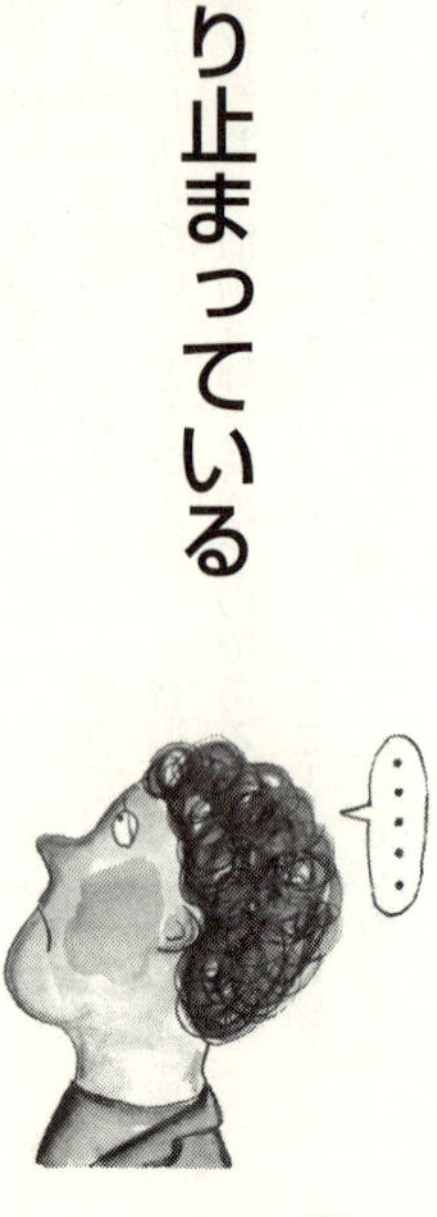

元来、私はぼんやりした性格で、「随分お忙しいでしょう」とか、「すっかり売れっ子ですね」などと言われても、あまり実感がない。

大学院の学生を一人一人指導しながら研究を進める。週刊誌に連載を持ち、その上、週一回のテレビ番組のキャスターもしているのだから、忙しくないわけはないが、結局は二四時間を一所懸命に生きるというだけだと思っている。それでも、ある一週間のスケジュールにはさすがにあきれた。

まず、大阪大学で集中講義をするために、一泊二日で東海道を往復した。福岡に飛び、学会の全国大会で講演した後、山陽道を東進し、名古屋の高校で脳の話をして東京に戻った。翌日、小田原経由で箱根に行き、養老孟司先生にお目にかかり、単行本と雑誌の二つの対談をした。

その夜は新横浜に泊まり、翌日、大阪に行って、企業のマネジメントの方々に創造性についてのレクチャーをした。そのまま京都に入り、雑誌の取材を兼ねて比叡山でお能を観て、翌日、東京に帰った。これで終わりかと普通は思うが、次の日には、研究会に出席する用事があったので、再び名古屋へ日帰りした。

結局、一週間あまりのうちに四回も東西を往復したことになる。それだったら、何も東京に帰って来なくてもいいだろうと思うが、東京でも用事があるから仕方がないのである。

自宅に腰を落ち着ける暇もないまま、いたずらにうろうろしている。内田百閒の名随筆のタイトルを借りれば、まさに「阿房列車」である。

もっとも、百閒先生のほうは、本物の遊び。鉄路に託して魂を遊ばせるその自由な境地には、私は当分、到達できそうにもない。

「阿房と云うのは、人の思わくに調子を合わせてそう云うだけの話で、自分で勿論阿房だなどと考えてはいない。用事がなければどこへも行ってはいけないと云うわけはない。なんにも用事がないけれど、汽車に乗って大阪へ行って来ようと思う。」（内田百閒『第一阿房列車』新潮文庫）

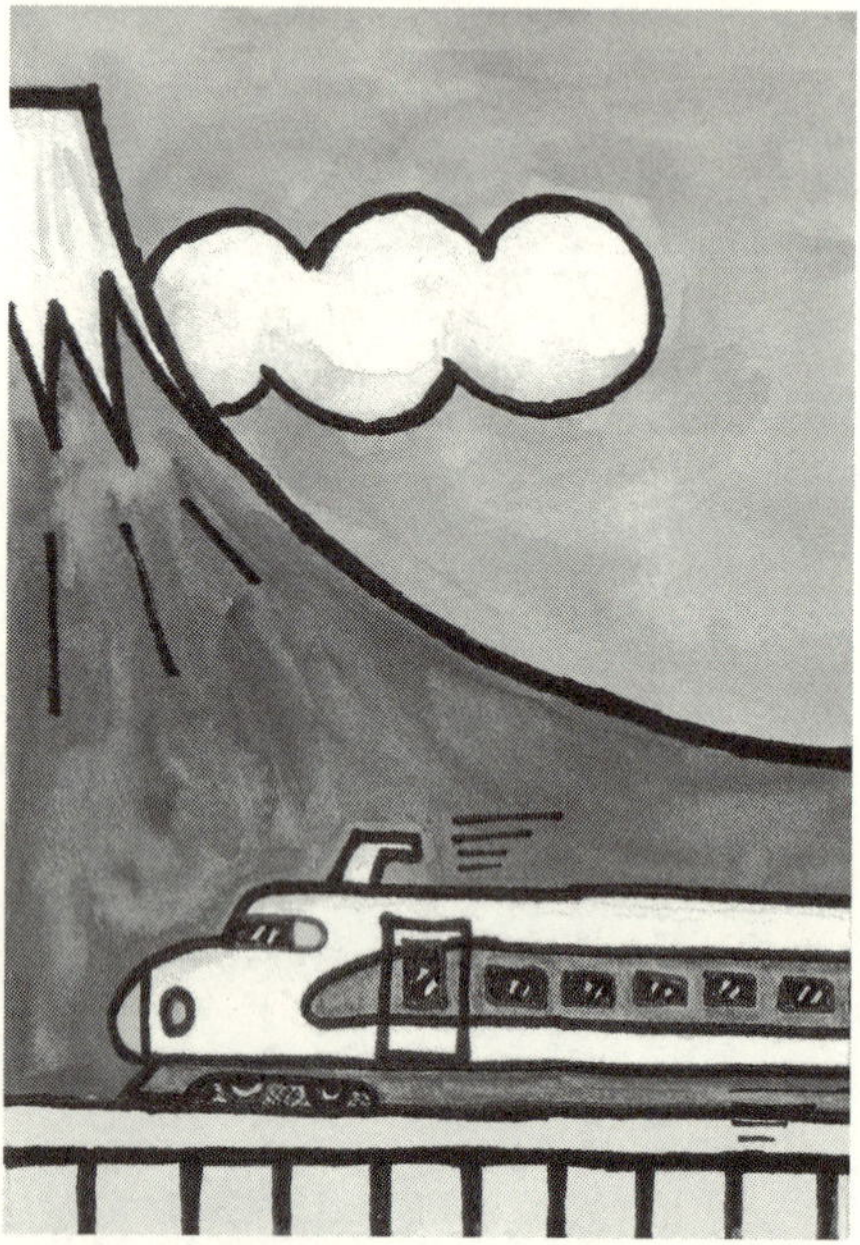

朝に東京を発ち、大阪で用事を済まし、夕飯の頃には東京に着いている。こんな芸当が可能になったのも、かつて「夢の超特急」と呼ばれた新幹線のお陰である。

　子どもの頃から、新幹線には親しんでいる。母親の実家が小倉にあったので、帰省の際には、しばしば東海道、山陽新幹線を利用していた。新幹線に乗ることは、ちょっと緊張する「ハレ」の体験だった。両親に食堂車に連れていってもらって、ハンバーグステーキを食べるのが楽しみだった。大人用のナイフとフォークを持てあましながらも何とか使いこなして、ちょっと得意そうに食べたものである。

大学生になって、一人で食堂車に行き、懐かしいその味に再会したことがある。ビールも注文し、「私も一人前になったんだなあ」という感慨にふけったものだが、その食堂車も今はなくなってしまった。

新幹線で売っているアイスクリームも、楽しみの一つだった。子どもの頃、乳脂肪分がたくさん入った「高級アイスクリーム」は珍しく、新幹線の中でお姉さんが籠に載せて売りに来ると、買ってくれないかなあ、とドキドキしたものである。

新幹線は、今やまさに日本経済の大動脈で、私に限らず仕事で利用している人たちが多い。車内で書類に目を落とし、パソコンのキーボードを打ち、あるいは仮眠を取る。そのような働く人たちの間で、私もあわただしく仕事をし、つかの間の眠りにつく。

子どもの頃は富士山がどのように見えるか期待して待っていたものだが、昨今は通り過ぎたことさえ気付かないこともある。何事も実際的な現代、新幹線の中でも仕事に追われるのは仕方がないが、旅から全ての楽しみが失われてしまうとすれば、何だか寂しい。「夢の超特急」としての新幹線のロマンは、永遠であって欲しい。

ところで、そんなに移動していて疲れませんか、とよく聞かれるが、本人は案外、平気でいる。別に自分で歩くわけではない。座って、時速三〇〇キロで運ばれていくだけである。

考えてみればオフィスで机に向かっているのとそれほど変わらないわけで、少々の振動に目を瞑れば、案外ぐっすり眠ることもできる。

飛行機もそうで、眠ってしまえば疲れないどころか、かえってゆったりと休める。国内線など離陸してすぐに眠り、着陸と同時に目覚めることなどしばしばある。人間の脳は暗示に弱く、自分で歩いて移動していた頃のイメージで「旅は疲れる」と思い込みがちだが、実はゆったりと休むことができるのが現代の旅なのではないか。

運動というのは相対的なもので、加速度を感じない限り止まっているのと同じだというのが科学的思考法である。理系の合理主義は、現代生活をストレスなく乗り切る上で案外、役に立つものなのではないかと思う。

そもそも地球自体が猛スピードで太陽の周りをぐるぐる回っている。夜眠る時、私たちはまさに「夢の超特急」の上に乗っているとも言える。テクノロジーの進歩をいかに日常の感覚へと取り込んでいくかということを、現代人の脳は常に問われているのである。

「夢の超特急」が日常と化すのも世の習いか。それにしても、食堂車のハンバーグステーキが懐かしい。

なぜ異文化に憧れるのか

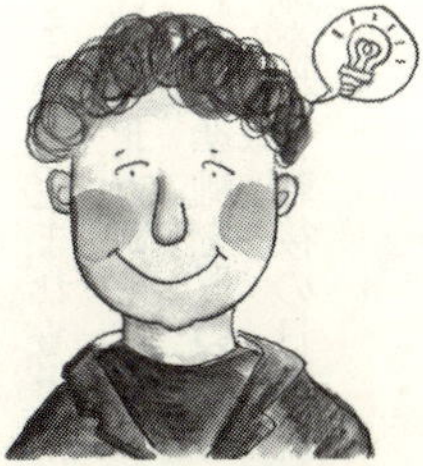

学会で、ロシアの大地を初めて踏んだ。
空港からサンクトペテルブルグに向かう車の中で感じたことは、とにもかくにも「スケールの大きさ」であった。何しろ、ロシアの国土は日本の約四五倍。そこに、日本の人口よりもやや多いだけの一億四〇〇〇万人あまりの人が住む。何事につけ「土地が余っている」という印象を受けるのは当然だろう。
サンクトペテルブルグというと、私の脳裏に真っ先に浮かぶのはドストエフスキーの『罪と罰』。取り返しのつかない罪に対する悔悛の情におののく主人公のラスコーリニコフが渡っただろうネヴァ川に架かる橋も、想像していたよりもはるかに幅広く、雄大だった。
大国に住む人間の脳の身体イメージは、島国の私たちとは異なるはずだ。身体イメージは、自分が能動的にコントロールすることができ、その結果がフィードバックされる範囲に生み出される。自分の同胞が、容易には把握できないくらい広大な空間に散らばって住んでいるという感覚。ロシアの大地に結びついた身体の感触は、こぢんまりとして心地よい日本の国土の「身体イメージ」とは別の味わいである。

いろいろな意味で島国日本とは違うロシアだが、一方で何とも言えない懐かしさ、親近感を覚えた。その大きな理由は、「ヨーロッパへの憧れ」という共通点にあると私は思った。

サンクトペテルブルグやモスクワは、地理的にはヨーロッパの東端に位置する。その一方で、やはり、ロシアにはアジア的な性格も色濃く出てくる。ロシアの人びとは、自分たちの中のアジア的、土俗的な傾向と、ヨーロッパの文化に憧れ、それに近づき、同化したいという衝動の間で揺れ動いてきたのだ。

ヨーロッパ文明への憧憬とともに、自らのルーツも忘れられない。そこから生まれる矛盾や葛藤に悩む。そんなロシアの姿は、明治以降の日本に似ている。今日でも北方領土といった利害の衝突を抱える日本とロシアであるが、ヨーロッパとの関係という基準軸を置いてみると、多くの共通点がある。アメリカ文化への憧れと反発が大きな意味を持つ戦後の日本から生まれた村上春樹氏の文学が、ロシアで熱烈な人気を得ているのも肯《うなず》ける。

ヨーロッパ文化への憧れと、それを自らの内側に取り込みたいという欲望。そのような志向性がいかにも大国らしいスケールの大きさと目を奪う華麗さで結実したのが、世界的に有名なエルミタージュ美術館である。

帝政ロシア時代、ロマノフ王朝の第八代皇帝であったエカテリーナ二世が始めたコレクションに起源を持つこの美術館は、ロシア人が「西」の文化に対して向けた熱い眼差しと、注いだ愛のひたむきさを今日に伝える。

ネヴァ川の岸辺に立つ壮麗な冬宮の中に収められた美術品は、まさに歴史に残るような一級品ばかり。文字通りサンクトペテルブルグ観光の「目玉」である。私のように学会のためにかの地を訪れる人は希で、多くの人はエルミタージュが目的なのではないか（もっとも、この学会に参加しようと決めたのも「あそこにはエルミタージュがある」ということが決め手になったことも事実なのであるが！）。

学会の空き時間を利用して、そのエルミタージュ美術館を訪問した。しかも、取材許可を得て、休館日、誰もいない展示室内を自由に歩くという贅沢さ。絵画を収める収納庫を見学する「バックステージ・ツアー」も経験した。

案内してくれたのは、ガリーナというサンクトペテルブルグ出身の女性。しきりに、エル

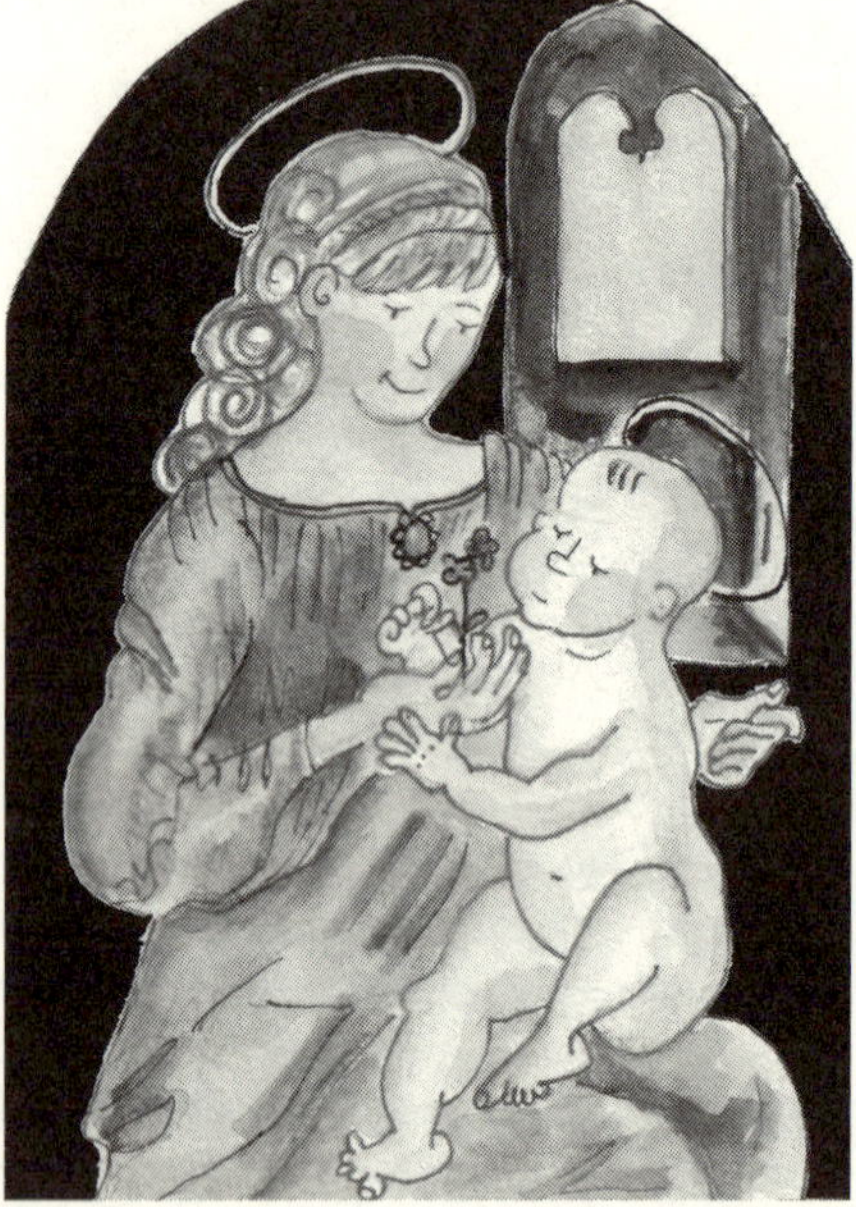

ミタージュ美術館の誇りは、収蔵されている作品が「合法的」に購入されたものばかりという点にあると強調する。その説明を聞いて、ますます、ロシアの人たちがヨーロッパに向けていた憧れの気持ちが切なく感じられた。

　数々の名作があったが、何といっても心に残ったのは、レオナルド・ダ・ヴィンチの二つの「聖母」像だった。聖母マリアが幼子キリストに乳を与えている『リッタの聖母』と、慈しみに満ちた表情で花を差し伸べている『ブノワの聖母』の二つの絵画である。

『ブノワの聖母』の前でしばらく立ちつくした。宗教的題材という形を取ってはいるが、キリスト誕生をよろこぶマリアの笑顔は愛らしく、そこには、時代を超えた人間らしさが表れているように感じられる。

そもそも、私たちはなぜ異文化に憧れるのだろうか。もちろん、自分たちの文化の中では見慣れない、目新しい要素が魅力的であることは言うまでもない。それと同時に、歴史的にも異なる発展を遂げた文化の中に自分たちと変わらない人間性を見る時に、私たちは心を動かされるのではないか。

自分たちの慣れ親しんだやり方とは異なる流儀で、「こういうのが人間なんだよ！」と言ってくれている。そのような表現に接することで、自分自身の中に隠れていた新しい人間性の可能性を刺激される。結果として、私たちは新しい世界を開いてくれた作品に強く魅せられ、感謝の念さえ抱く。

ロシアの宮廷の人たちにとって、ダ・ヴィンチの傑作は、「ヨーロッパの人たちも、自分たちと同じ人間なんだ！」との共感を呼んでいたのではないかと思う。遠く極東から来た私にとっても、同じことだった。

ロシア人も、日本人も、イタリア人も、キリスト様も、マリア様も皆人間。そんな愛に満ちた賛歌をダ・ヴィンチは描いてくれたのではないかと、遠いロシアの大地で考えた。

良質なピア・プレッシャーを受ける

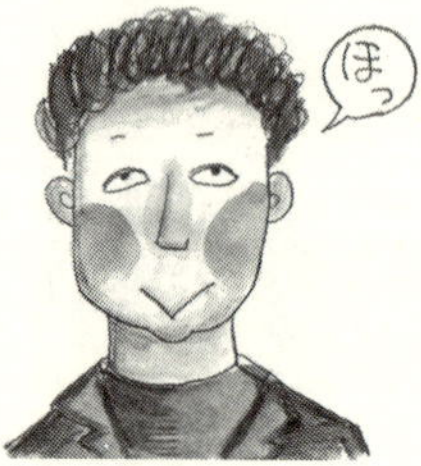

本をつくるための対談や、シンポジウムなどで、将棋の羽生善治さんに何回か続けてお目にかかることがあった。

お会いする度にとてつもなく面白く、脳が刺激される。とにかく話題が尽きない。次は何を話そう、と少しは考えもするが、特に準備をしなくても、枯れることのない泉のように興味深い話題が流れ続ける。

お話を続ける中で、羽生さんという天才の資質はもちろんだが、それを開花させた将棋界の仕組みは大したものだと思った。「奨励会」という組織があり、将棋少年たちが集まって切磋琢磨する。いろいろな環境の家庭で育った子どもたちが、「将棋」という共通の興味に導かれるように参集する。そこには何か根源的に美しいものの姿があるように感じられる。

自分と興味が同じ人に出会える。普通だったらあきれられてしまうような、微に入り細をうがった話ができる。志を共有する密度の濃い人間関係を築き上げることは、周囲に同じ志向性を持つ仲間がいなくて孤立していた少年にとって、いかに大きな魂の救いになることであろう。

人間の脳は、社会的関係の強い影響を受けて発達する。通常では入り込めないような具体的かつ深い道筋においてコミュニケーションを取り合うことで、脳が形づくられていく。自分の中の潜在能力がぐんぐんと伸びていくのがわかる。生きている中で、これほど興奮すべきことがあるだろうか。

子ども時代の私の趣味は蝶の採集だった。近所の大学生のお兄さんに導かれて、セミプロのような意気込みで蝶影を追いかけた。お兄さんを除けば、周囲にはそこまで入れ込んでいる人はいなかったから、思うような蝶の話をすることがなかなかできなかった。

「日本鱗翅《りんし》学会」という、蝶や蛾に関する研究団体があるということを、お兄さんに教えてもらった。門戸が開かれた組織で、子どもでも入会することができた。初めて関東支部の集会に行った時の感動は忘れられない。

上野の国立科学博物館の一室に、大人たちが集まって蝶の話をしている。一般の人が耳にしても何のことかわからないような専門的な用語でも、使い放題である。

「今年は、あそこのゼフィルス類の発生は少し遅いね」

「ヒサマツは出ているようだけど、案外ハヤシやメスアカが少ないなあ」

「ナガサキアゲハのすごい雌雄同体が採れたってね」

「ゼフィルス」は、「ミドリシジミ」という金属光沢を輝かせて朝や夕暮れに梢を飛ぶ蝶の総称、「ヒサマツ」や「ハヤシ」や「メスアカ」はミドリシジミの種の名前である。「ナガサキアゲハ」は南のほうにいる、尾がなくて白い斑紋がある黒いアゲハチョウで、「雌雄同体」とは、左半分がオス、右半分がメスというようなモザイク状の個体のこと。希に見られる。


いちいち意味を説明することなどなくてよい。マシンガンのように専門用語が飛び交う。その有り様の心地よさは、今考えてみると、学会や国際会議といった職業人として現在参加している一連の集まりにつながる、かけがえのない原体験であったように思う。

私の研究テーマは脳科学だが、とりわけ脳の一千億の神経細胞からいかに「意識」という不思議なものが生まれるのか、その謎の解明に興味を持っている。

世界には、脳科学者は何万人もいるかもしれないが、意識の脳科学に興味を持っている人は、そう多くない。ノーベル賞で言えば一〇〇個分くらい難しい意識の難問に真剣に取り組んでいる科学者の数は、全世界でせいぜい一〇〇人程度のものである。

だからこそ、毎年開かれる意識の脳科学の国際会議が待ち遠しい。会場に入り、見知った顔を見ると、「おお、今年も来たなあ」と心からのよろこびがわいてくる。

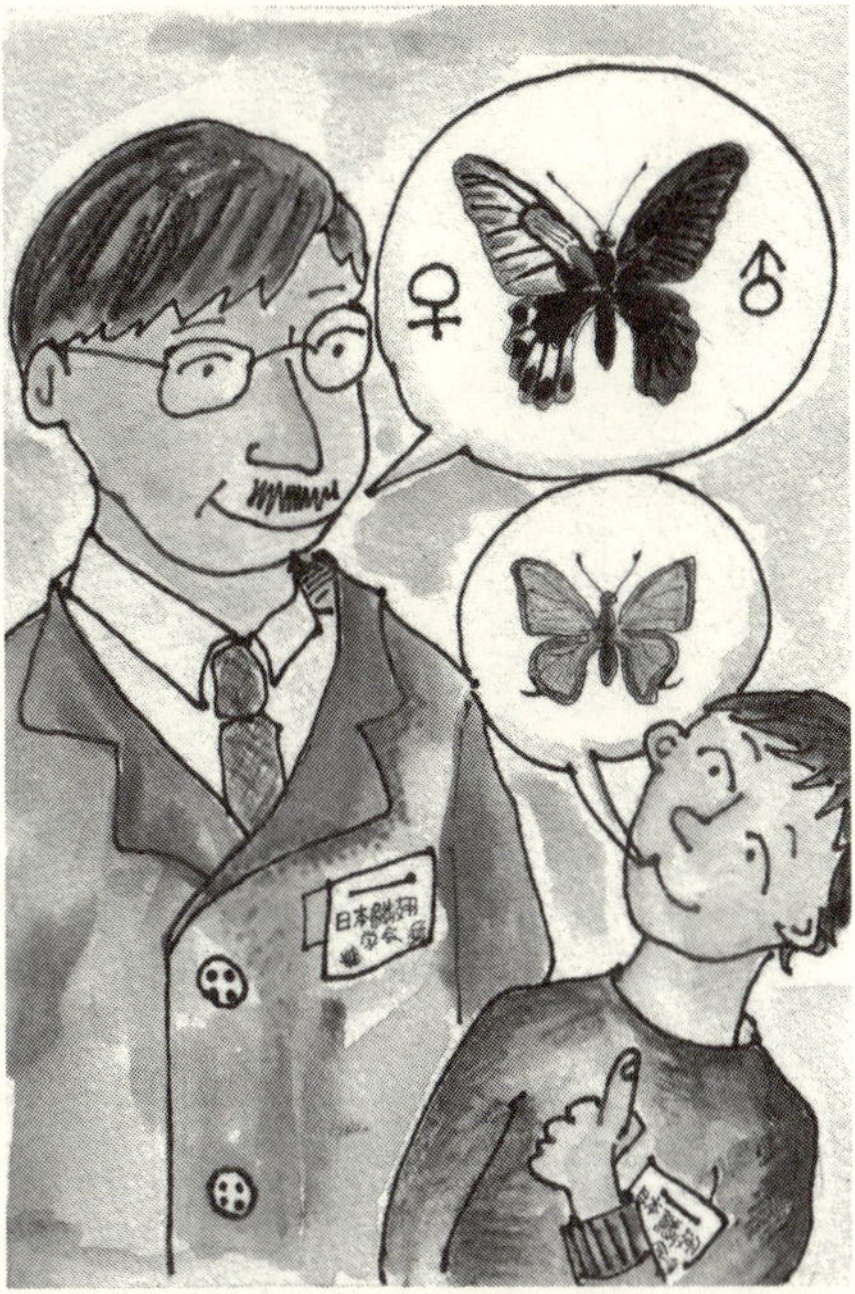

人間は、周囲の人間から「ピア・プレッシャー（同輩からの圧力）」と呼ばれる影響を受ける。ピア・プレッシャーは、多くの場合、「同じように」「似たように」という同化圧力として作用する。そんな中で、「ぼくは将棋が好きなんだ」「私は蝶に興味

があるんだ」という個性を貫くのは難しい。

「同好の士」が集まることの大いなる意味は、まさにそこにある。ピア・プレッシャーの方向性が、普通の場合とは逆転するのだ。差異を消すのではなく、むしろ拡大するほうへ。個性を殺すのではなく、さらに輝かせるほうへ。趣味を同じくする人びととつながることで水を得た魚のようになるのは、ピア・プレッシャーのくびきがとれて、魂が自由になるからである。

良い学校を出たからといって一生安泰などとはとても言えない時代。それでも、不思議なことに「お受験」の熱は収まらない。同輩との間の競争と考えると、あまりポジティヴな感じがしないが、同じような志向性を持つ子どもたちが切磋琢磨する場として学校をとらえ直せば、より積極的で創造的な意義がそこに生まれるように思う。ピア・プレッシャーの「回転」の方向も変わるのではないか。

羽生さんが、たとえ天才将棋少年だったとしても、「奨励会」のようなお互いに刺激を与え合う場がなかったら、果たして才能を開花させていたかどうか。そのことを考えると、この広い世の中で自分と同じ志向性の人に巡り合う、そのことの大切さ、かけがえのなさを改めて思い知らされる。

モーツァルトは白魔術師だから美しい

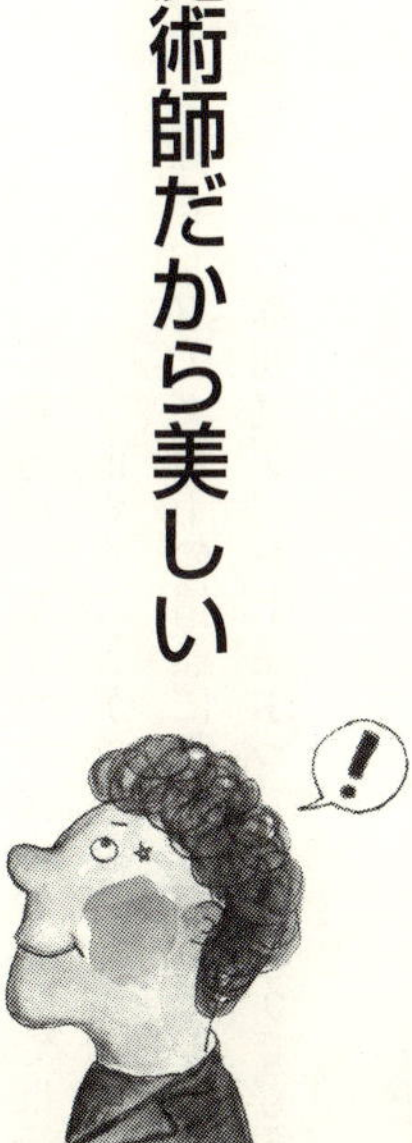

人間の脳は一生学び続ける。休むことなどない。心臓のように、神経細胞は休むことなく活動し続ける。

活動する限り、その結びつきのパターンも時々刻々と変わり、人間は変貌し続ける。だからこそ、時には、それまでとは世界の見え方がすっかり変わり、昔の自分がいかにも幼かったように見えてしまうこともある。

自分自身を超克してしまうことは、脳にとって最大のよろこびの一つであり、生きることの源泉である。様々なものに対する考え方が変わる度に、「また一つ人生の階段を上った」と感じることができる。

モーツァルトが素晴らしいことはわかっていたが、青年期は少しばかり反発していた。ま

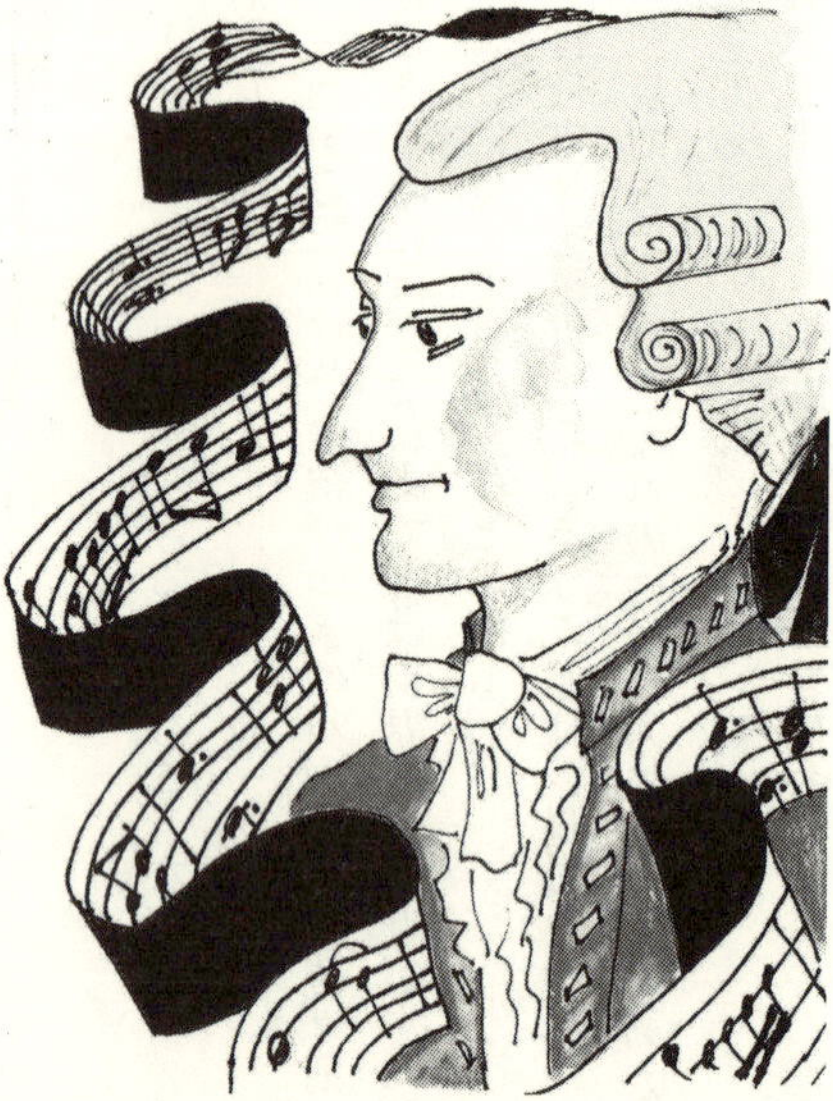

わりが、「あんな天才はいない」と褒めそやしても、「何を言っているんだい」と文句を吐いていた。何となく、モーツァルトの突き抜けるような明るさが嘘くさく感じられ、人生はそれだけでは済まないと考えていたのである。

いろいろと思い悩む人生の春には、どろどろとした暗い情念が内側から湧き上がってくる。そのような心の動きは、モーツァルトの音楽では受け止めることができないように思われた。だからこそ、ベートーヴェンのドラマ性や、ワーグナーの情熱に惹かれた。モーツァルトを褒めることが「政治的に正しい」というその雰囲気が、お上品ぶっているようでもあり、何となくイヤだったのである。

その軍門に降《くだ》ったのは、人生の酸いも甘いもある程度嚙み分けた年齢になってからのことである。モーツァルトの明るさが、人生の様々な哀しみや怒り、不条理を突き抜けた上でのことであるということが心の底からわかり始めたからである。同時に、否定的な感情と肯定的な感情の関係についても思いを巡らし始めた。

モーツァルトは、「白魔術師」だったのだと思う。ここでいう「白魔術」とは、愛の成就や、美しいものをつくり出すといったポジティヴな目的のために使われる魔法のことである。それに対して、相手に対する恨みを晴らそうとしたり、あるいは自分の権勢欲を満足させるといったネガティヴな目的のために使われる魔法を「黒魔術」と呼ぶ。

もちろん、科学者であり、近代合理主義者である私が、この世に魔法というものが本当にあると信じているわけではない。私たち人間の心の働きを説明するのに恰好の「メタファー」として、「魔法」という言葉を使っているだけのことである。

モーツァルトは白黒どちらかと言えば、間違いなく「白」である。モーツァルトの音楽は、あくまでも明るい。パリ滞在中、一緒にいた母親が死んでしまう。心優しいモーツァルトは、ザルツブルクで待つ父親にショックを与えないようにと、一通目の手紙では「お母さんが病気になりました」と書き、二通目で初めて死を告げる。

母の死という悲しみに襲われたパリ滞在中に書かれた交響曲第三一番「パリ」は、あくまでも明るい。個人的な悲嘆が、その作品に一切影を落とさない。これが、表現者としてのモーツァルトの最大の特徴である。

モーツァルトの生涯は、決して恵まれたものではなかった。何度も職探しの旅に出て、そして失敗した。借金にまみれ、生活のために作曲を続けた。そのような苦労の中で、人間モーツァルトの心の中に絶望や、悲しみや、怒りといった感情が一切湧かなかったとは思えない。それでも、モーツァルトは、あくまでも明るい曲を書き続けた。これは、一つのうるわしき奇跡である。

否定的な感情が全くないほうがよいというわけではない。脳の中の感情の「エコロジー」では、否定的なものも肯定的なものも全ての感情にそれなりの意味がある。いたずらに否定的な感情を消し去ってしまおうとすることは、一番大切な「生命力」が失われる結果になりかねない。

その一方で、ネガティヴな感情をそのまま表出してしまうことは、本人にとっても不幸であるし、世間にとっても迷惑になる。否定的な感情のエネルギーを、肯定的な感情に変える。そのような「魂の錬金術」が求められるゆえんである。

モーツァルトは、いかに「白魔術師」となったか。美しいものや、愛すべきものを大切にするというその人格が、大きな役割を果たしたことは疑いない。音楽は良いが台本はいい加減だと揶揄されることの多いモーツァルトだが、実際その作品は一貫して人類愛に満ちている。

ひるがえって、昨今の日本の現状を見ると、否定的な感情をそのまま表出する、黒魔術ばかりが流行っているように見える。ネガティヴな感情のたれ流しは、本人ばかりでなく、世間にとっても迷惑である。

とりわけ、国を指導すべき政治家の言動が、暗い情念にばかり突き動かされているように見えるのが気になる。これでは、本来心優しき、もののあわれの地であるはずの、この国の先行きが思いやられる。

人間は、変わることができる。ネガティヴな感情のエネルギーを、世界を肯定する意志へと転換することができる。街に出る時に、服装に最低限の注意を払わない人はまずいまい。ネガティヴな感情をそのまま不用意に出してしまうことは、下着で街を歩くことくらい恥ずかしいことだ。

白魔術師たるモーツァルトの音楽を聴いて、少し手ほどきを受けたらどうか。

豆まきのデザイン原理に学ぶ

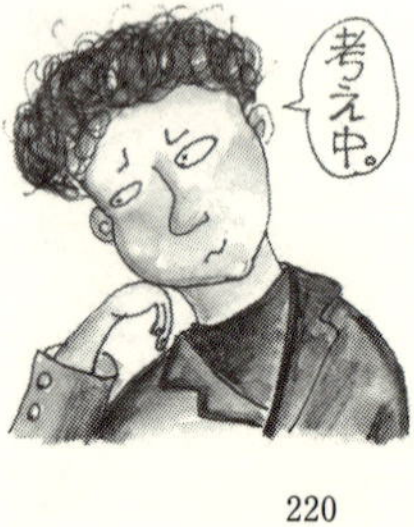

人格を陶冶し、成長していくことが人生最大のよろこびの一つであることは、『論語』で人の道を説いた孔子の時代も、様々な混迷に満ちた私たちの住む現代も変わらない。

自分を磨くためには、「他者」という鏡を必要とする。そう簡単にはわからない他人と出会うことで、初めて「私」を形づくっていくことができるのである。

自分のことだったら、ある程度は把握できるが、他人のことはそう簡単には知ることができない。意外なことがあったり、思いに任せぬことがあったりする。時には、傷つくこともある。

それでも、他人と付き合うことを面倒がってはいけない。付き合いを絶ってしまっては、人格に刺激を与え、精神をより高い境地に誘ってくれる大切な「偶有性」（完全には予想できないこと）が失われてしまう。

私たちの脳の中には、精神における免疫系のごとき作用を支える回路がある。認識を支える大脳皮質や、「好き嫌い」といった感情を支える扁桃核などの部位が、見慣れぬものに対して違和感を抱かせ、拒否反応を生む。

異質な他者に対する警戒心は、ある程度は生命として必要な、自然な働きと言えるが、行き過ぎると偶有性が失われ、息苦しくなる。何よりも、自分自身の成長が止まってしまう。個人だけでなく、社会や国も同じこと。異質なものを排除ばかりしていては、より一層の発展は望めない。

千利休によって創始された茶道においては、朝鮮半島や大陸から伝来した器も国産のものと区別せず、分け隔てなく使った。原産地では顧みられなかったようなありふれた道具に、新たな価値を見いだすこともあった。

南宋時代につくられ、多数の斑紋が色鮮やかに輝く「曜変天目茶碗」は、中国本国には典型的な作例が残っておらず、日本にだけ数点が実存する。そのような外国由来のものでも、名品ならば「国宝」として評価する日本人の美意識、度量、そして開放的精神を、私たちは誇りにすべきだろう。

ジャーナリストの高野《たかの》孟《はじめ》さんは、「世界地図を時計方向に九〇度回転して見ると、ユーラシア大陸がパチンコ台に、日本列島が玉受けに見える」という名言を記されている。諸外国の文化を存分に吸収して、発展する。わが国の地理的特性に感謝し、その利点を最大限に生かすべきであろう。

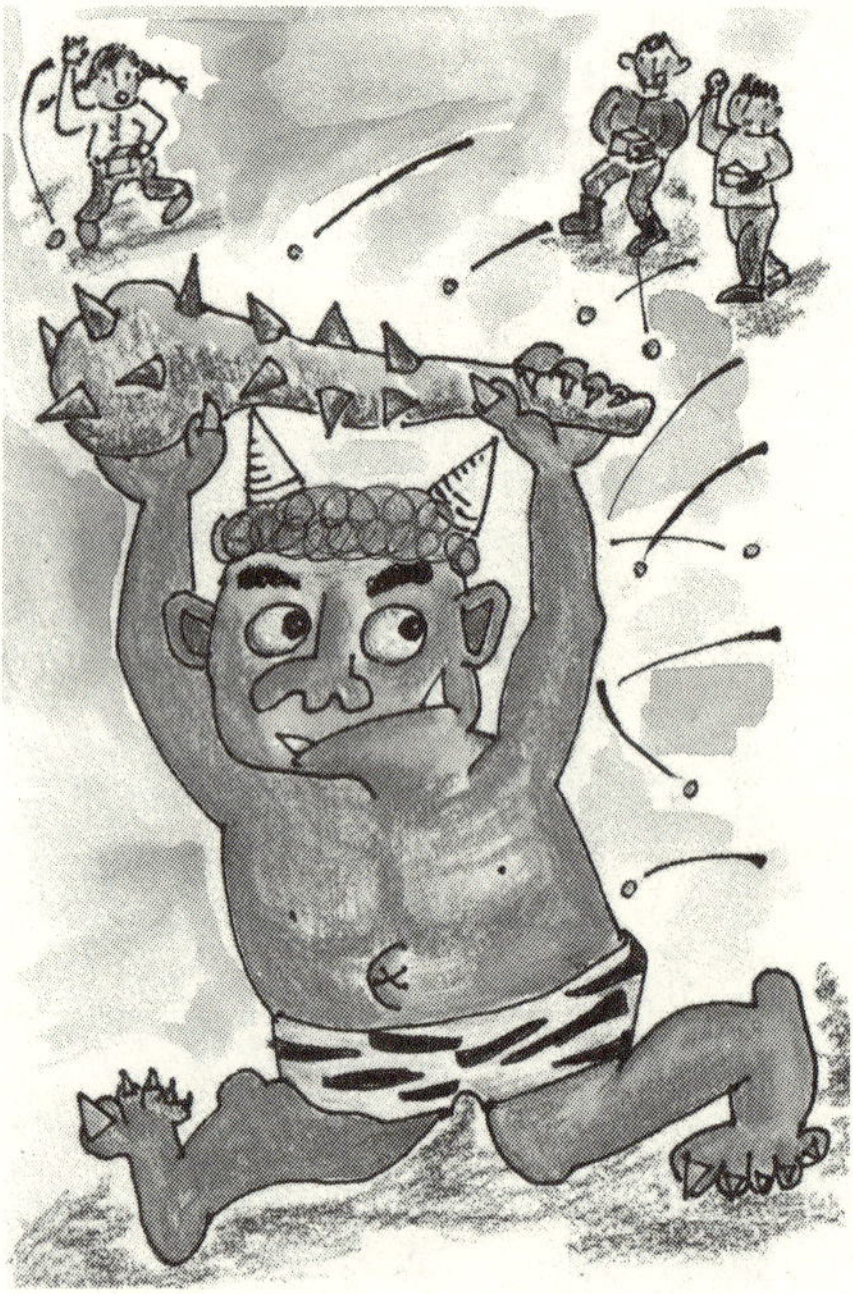

そう考えると、最近になって、外の世界への目が閉ざされるかのような風潮が一部に見られるのは残念なことである。異質な他者を受け入れることは、時にしんどいことではあるが、そのような開放的気質なしに、日本の文化を今後も発展させていくことは望めない。

生命現象の研究の第一人者として知られ、「ホロン」や「場」などの概念を提唱して多くの影響を与えた清水博《しみずひろし》・東京大学名誉教授の講演を聴き、感銘を受けたことがある。お話の中で、清水さんはしきりに「鬼」の話をされた。

節分になると、「鬼は外」と豆をまく。子どもたちが鬼のお面をかぶった大人に豆を投げる光景は微笑ましいが、あの行事には日本人の素晴らしい叡智が込められていると清水さんはおっしゃった。

鬼は異質な他者の象徴である。困ったこと、悪いことをする鬼は豆をまいて追い払わなければならない。しかし、防御を完全にして、最初から鬼が入ってこないようにするのではなくて、むしろ鬼が入ってこられるようなすきまを空けておく。そのような余裕を見せた上で、鬼が入ってきたら豆をまく。そのような他者とのいきいきとしたやりとりが、生命を育む「場」としての大切なデザイン原理である。そのような趣旨のことを、清水さんは言われた。私は、なるほどと大いに共感したのである。

極端な潔癖性が、かえって免疫系の不具合をもたらすように、異質な他者を排除しようとする強迫観念的なこだわりは、自己の不調をもたらす。そもそも、この世に完全なセキュリティなど存在しない。様々なものが入り交じり、お互いに影響を及ぼし合う中で、私たちの生命は輝く。

もともと、日本家屋は気密性が低い構造になっていた。冬は確かにすきま風が吹いて寒かったかもしれないが、夏は風が通って涼しかった。縁側で外の風光に接し、自然といきいきとしたやりとりをする。そのような生活を、私たちの祖先は長年続けてきた。

都会では、密閉された住居が増えてきて、それはそれで便利である。しかし、そのようなライフスタイルの変化とともに、「開放することで成長する」という大切な叡智まで失ってしまっては、元も子もない。

子どもたちが節分の豆まきを好むのは、鬼がどんな恰好をしているか見てみたい、という好奇心の作用もあるのだろう。大人が一体どんな顔をして、真面目に鬼の役をやるのか、観察してみたい。そのような好奇心が子どもの目を輝かせる。見知らぬものをいたずらに警戒するのではなく、むしろ積極的に向き合う。そのような精神こそが、日本の文化の発展を支えてきた。

清水さんのお話の趣旨に従って、節分の豆まきを日本社会の大らかな開放性のシンボルとしてみたらどうだろう。子どもたちの歓声を聞き、異質な他者と交流してこそ自己が成長するという真実を、もう一度噛みしめてみたらいいのではないかと思う。

不安な時の駆け込み先とは

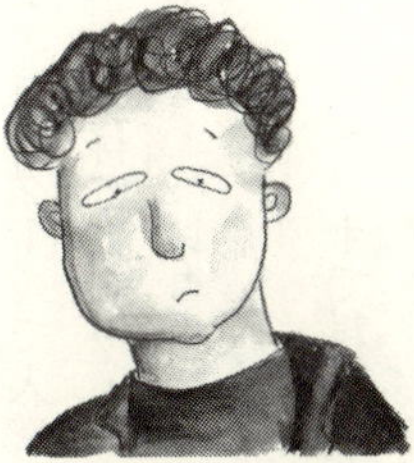

私は、一九九五年からの二年間、イギリスに留学していた。
学問の中心地とはいえ、大学のあるケンブリッジはロンドンに比べれば、やはり文化的には寂しい場所だった。ロンドンまでは電車で一時間あまり。華やかさに触れたくなった時には飛び乗って車上の人になった。
キングス・クロス駅で降りて向かった先は、当時のケンブリッジにはなかった日本食のレストランと、大英博物館、それにロイヤル・オペラ・ハウス。以前は青果市場があったという地名に因んだ「コベント・ガーデン」という愛称で呼ばれる、世界最高の劇場の一つの客席で音楽に酔った。
当時の私の関心は主にオペラに向けられていたが、時にはバレエも見た。そんな中で、た

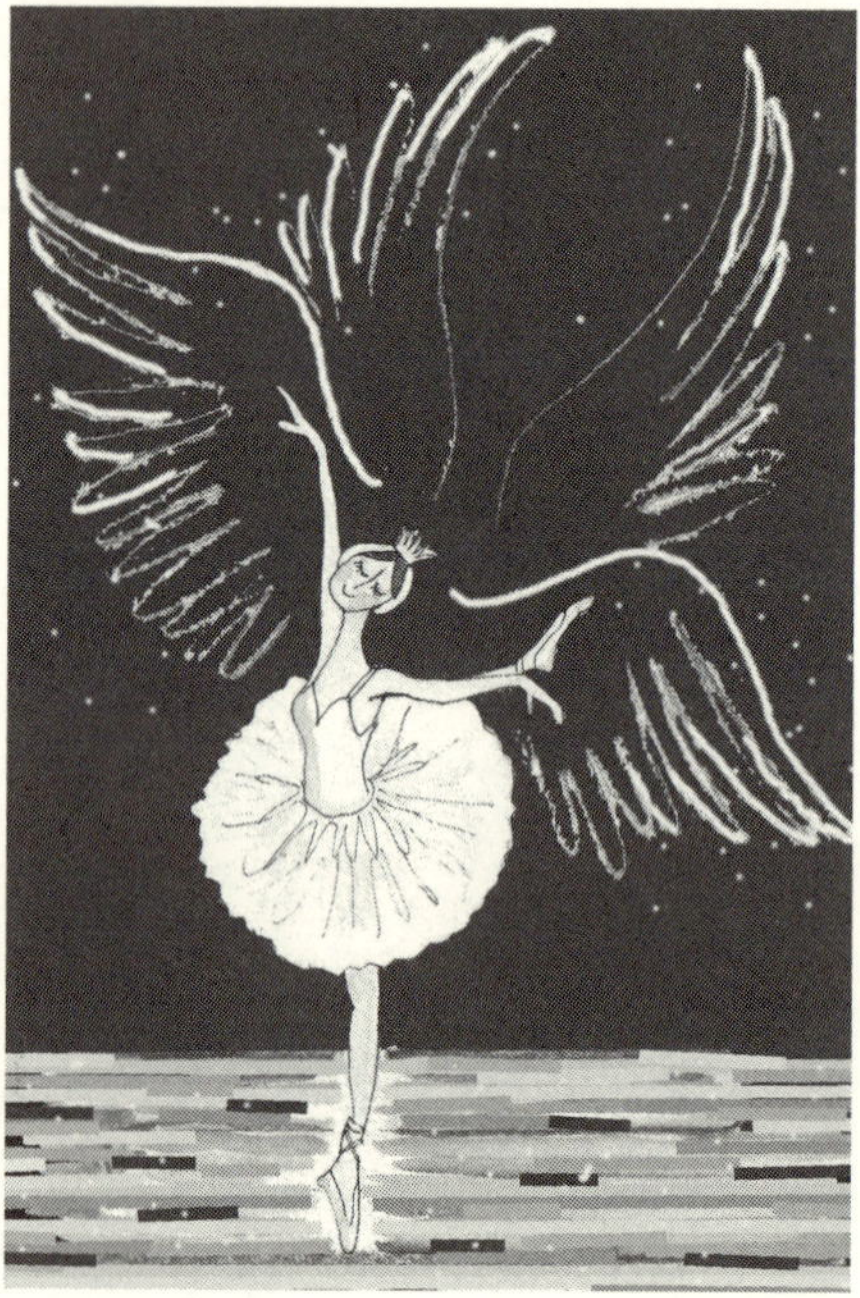

またま見た「白鳥の湖」に、日本人が主役で出てきたのでびっくりした。周囲のイギリス人とは明らかに異なる、繊細でたおやかな身のこなし。その素晴らしい演技に、いつしか日本人同士という意識を超えて心を打たれていた。

　踊っていたのは吉田《よしだ》都《みやこ》さん。吉田さんは、ローザンヌ国際バレエコンクールで入賞し、奨学金を得てロイヤル・バレエの学校に留学した。私がその舞台を見た時には、吉田さんはロイヤル・バレエのプリンシパルを務めていらしたのである。

　その吉田さんが「プロフェッショナル　仕事の流儀」のゲストとなり、スタジオで親しくお話しする機会があった。ロンドンで吉田さんのバレエを見ていた時には、時が流れて、こんな形でお目にかかることになるとは想像もできなかった。人生というのは不思議なものである。

ロンドンに留学したばかりの頃の吉田さんは、コンプレックスのかたまりだったという。周囲のイギリス人たちは、手足がすらりと長く、バレエ向きの姿をしている。それに比べて、自分はどうしてこんなに醜いのだろうと、練習場で鏡に映った姿を見るのもイヤなくらいだったと吉田さんは言う。

ステップや回転などの技術には定評があった吉田さんだが、芸術的な表現の力においては、周囲に比べて見劣りしているという意識もあったという。そのような様々な困難の中、吉田さんがロイヤル・バレエのプリンシパルになるほどの評価を得るまでに踊りを磨くことができたのは、当たり前のようだが、ひたすら練習を続けたからだという。

人間は弱いから、不安や迷いがある時にはついつい逃げ出したくなる。その時、目の前の課題とは関係のないことの中に逃げ込んでしまうことは、一時的な気分転換や気晴らしにはなるかもしれないが、課題の根本的な解決には直結しない。

吉田さんの凄さは、自分の姿形や表現力に迷いを感じた時に、「バレエ」という課題そのものの中に逃げ込んだことにあった。不安を感じている自分自身を忘れるために、練習の中に逃げ込んで、ひたすら没入する。周囲が驚くほどの猛練習で、吉田さんはその卓越した技術にさらに磨きをかけ、素晴らしい表現力を身につけた。

課題から遠くへ離れてしまうのではなくて、課題そのものの中に没入してしまう。吉田さんがバレエの世界で成し遂げた方法は、どんな分野の人にとっても参考になるのではないだろうか。苦しいこと、迷いが生じることがあったら、今目の前にある課題そのものの中に逃げ込んでしまえばよいのである。

迷っている自分から逃れようと思ったら、没我の境地に達するしかない。取り組んでいることと自分との間に壁があるうちは、人はなかなか向上することができない。自分と対象が一体となって、「我」を忘れるくらいでないと、本当の意味での変化を経験することはできないのである。

なかなかうまくいかないと悩んでいる時には、たいてい自分と対象の間に距離を置いてしまっている。だから、悩んでいる自分の扱いに困ってしまって、ため息をついたり、迷走したりする。課題に向き合うのがイヤだからと逃げ回っているうちに、時間はいたずらに経ってしまい、ますます状況は悪化する。

受験が不安で、勉強が手につかないというのでは、合格することは難しい。受験が不安ならば、勉強の中に逃げ込んでしまえばよい。目の前に立ちはだかる課題が不安を与えるならば、その課題そのものの中に逃げ込んでしまえばよい。課題と自分が一体になることで、迷いは消え、実力も上がって一石二鳥の効果が得られる。

迷ったり、不安に感じたりすること自体は必ずしも悪いことではない。自分自身を振り返って、欠けている点、足りない点を反省すること、すなわち、自分自身をあたかも外から見ているかのように認識する「メタ認知」は、脳の前頭葉を中心に生み出される自我の大切な働きの一つである。

その一方で、意識ばかりしていると身体や心の動きがぎこちなくなる。自分の欠点や課題をメタ認知することとは大事であるが、本当に魂を鍛えてくれるのは、自分が課題と区別できないような形で一体化する「没我」の時間である。

吉田さんは、生きていることの全てが舞台につながっていく、まるでバレエの神様に魅入られたような人だった。どんなに困難があっても、課題になることと一体化するくらいに取り組めば、きっと神様は微笑んでくれる。

松本人志の錬金術

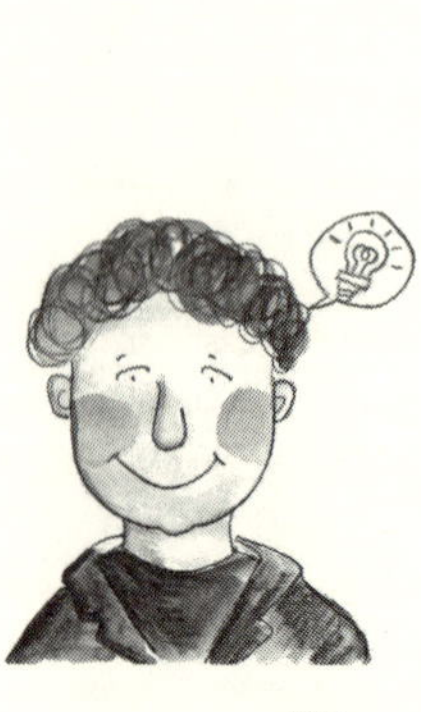

何を隠そう、私はかなりの「お笑い」好きである。
子どもの頃から、親に連れられて寄席に通った。好きな噺家のテープを聞いたり、落語を文字に起こした本を繰り返し読んだりした。古典落語の名作には、当時の人びとの本音が垣間見える。笑ったあとで、ふとしんみりし、それから何か真実に触れたような気がして魂が震える。人間としての成長においても、随分助けられた。
「巨泉・前武のゲバゲバ90分!!」「8時だョ！　全員集合」「オレたちひょうきん族」などのギャク番組は大好物だったし、放送開始から四〇年を超え、日本を代表する長寿番組となった「笑点」は、今でも可能な限り毎週見ている。
ここ数年は、イギリスのコメディを体系的に見た。日本でも人気を博した「モンティ・パイソン」や「ミスター・ビーン」はもちろん、それほど知られていないディープな作品まで、かなりの量を観賞してきた。

昼間は忙しくて、休んでいる暇もない。夜、眠る前にＤＶＤでイギリスのコメディを見るのが、私にとって最大の息抜きとなっている。洗練された笑いにしばらく浸っていると、リラックスして、よく眠れる。ついでにスラングや洒落た言い回しも学べるので、英語のブラッシュ・アップにもなる。まさに、一石二鳥である。

笑いの効用にはいろいろある。脳の中にある様々な思い込み、先入観を解きほぐして、この世界の真実の姿を明らかにする作用はその一つである。特に、イギリスのコメディには「様々な心理的な障壁の裏に隠されている真の姿を明らかにする」という強い志向性があるように思う。

イギリスの作家、ホラス・ウォルポールは「この世界は、感じるものにとっては悲劇であるが、考えるものにとっては喜劇である」という有名な言葉を残した。本物の笑いには、この世界で生きることの哀しみにさえ通じる凄みがあるのである。

ダウンタウンの松本人志《まつもとひとし》さんと話す機会があった。多くの人が認める笑いの天才である。最近はお笑い芸人を目指す若者も多い。お笑いを、成功すれば大きな見返りがある一つのキャリアとして考えているらしい。松本さんは違う。一つの「オプション」として笑いを目指すのではなく、「笑い」しか生きる道がなかったと思わせる迫力が、お話の中から伝わってきた。

松本さんは、自分の笑いの背後には「怒り」があるという。世の中や、周囲に対して怒っていて、それを爆発させているのに、周囲の人間はそれをなぜか面白いと思ってしまう。その絶妙なズレが、お笑い芸人としての松本さんの神髄なのだろう。

子どもの頃、雨が三日間降り止まないことに腹を立てて、空に向かって「ばかやろう!」と怒鳴っていたことがあるという。お兄さんに「お前、何をやっているんだ」と言われて、初めて自分のやっていることがおかしいということに気が付いたのだそうである。

雨を降らす空に向かって怒鳴っても、どうにもなるはずがない。そんなことは関係なく、大声を上げてしまう。その無謀な姿が、周囲の人を笑わせる。天に向かって小さなコブシを突き上げる松本少年の姿に、お笑い界の大御所となった現在につながる、味わい深い原点を見る。

言うまでもなく、松本さんの笑いは、とにかく面白い。「ダウンタウンのガキの使いやあらへんで!!」で、松本さんが「毒キリン」の話をしたことがある。コンビを組む浜田雅功《はまだまさとし》さんが、「毒キリンて何や?」と聞くと、松本さんが「普通のキリンは黄色の地に黒の斑点があるやろう。毒キリンは逆で、黒地に黄色い斑点があるんや」と答える。

「わかりやすいなあ」と浜田さん。

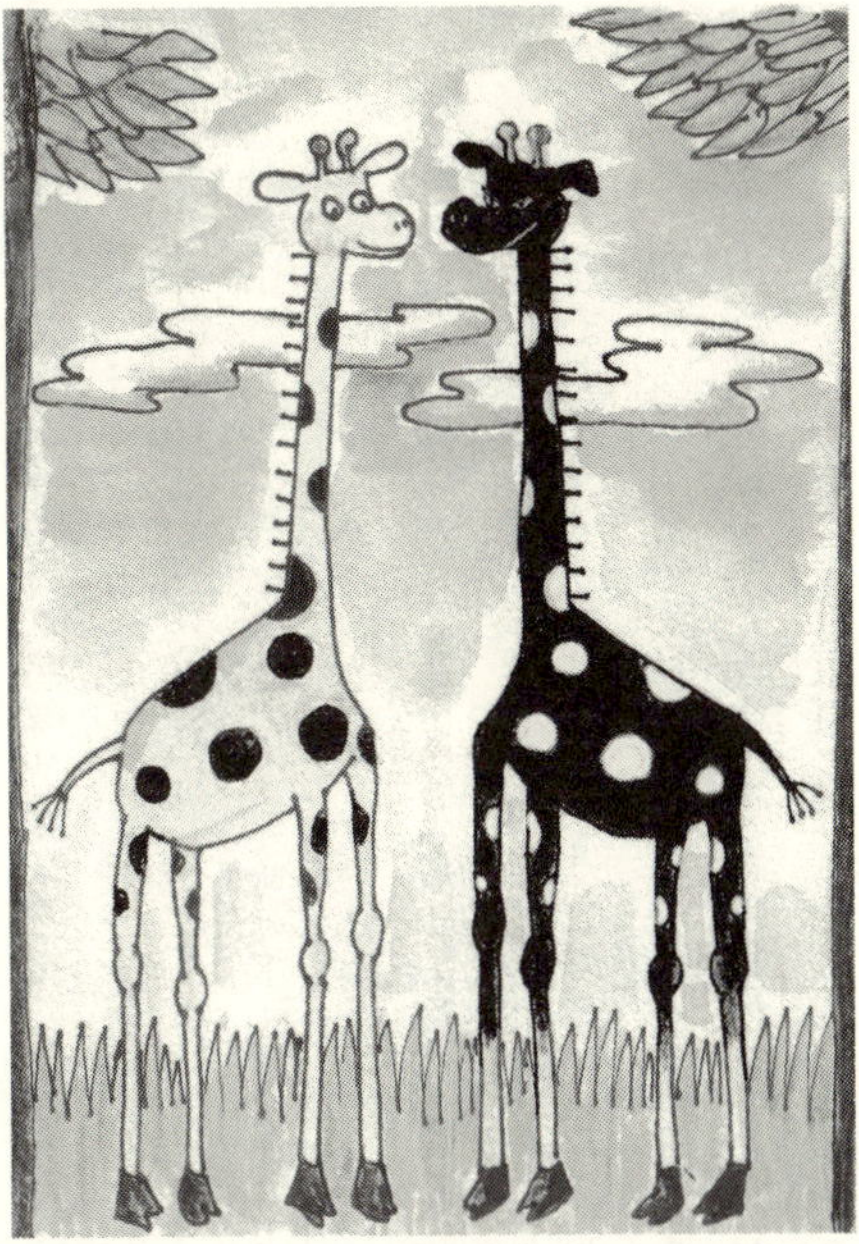

「それで、嚙まれると死ぬんか?」と浜田さんがたたみかけると、「いや、あま嚙みだから死なへん」と、とぼける松本さん。「本気で嚙まれると死ぬんか?」と追及すると、「いや、大丈夫や」と答える。
「毒キリンは、食べると死ぬんや。フグの毒のようなもんや」と松本さんが断言する。「そんなもん、最初から、見た目が変だから食べへんやろ!」と浜田

さんがツッコむ。スタジオの観衆が爆笑する。

「毒キリン」のトークを親しい友人に教えてあげた。後日、友人がにっこり笑って、「家に帰って妻に言いましたよ」と報告してきた。「おかげで、夫婦の会話が一〇年振りに復活しました。ありがとうございました」と感謝された。笑いは、人の心を開く。

「毒キリン」のようなネタは、あらかじめ考えておくのか、と聞いたら、「いや、即興ですよ」と松本さんは答えた。「本当ですか?」と私が驚くと、「そうなんですよ。スタッフも信じてくれないんですよ」と笑っている。

怒りをそのまま表現すると、それを聞く人は魂を冷やすだけだ。松本さんのように、怒りを笑いに転化する錬金術を知れば、世の中に幸福を与えることができる。

松本さんの芸風を育んだ大阪では、人を笑わせることが大切にされているようだ。ともすれば真面目になり過ぎる首都東京の人も、笑いを消費するだけでなくて、実践もしてみたらどうか。

笑いは、世界の見方を硬直から救う大切な方法である。イギリスの政治的成熟は、かの国ですぐれた批評性をもつ笑いが発達していることと無縁ではない。

あとがき

「継続こそ力」だとしばしば言われるのは、人間の脳には長年続けて初めて身につくこと、形成される回路があるからである。

雑誌『読売ウイークリー』に「脳の中の人生」というタイトルで連載を始めたのが二〇〇四年四月。以来、毎週締め切り日の朝になると、机に向かって原稿を書く習慣ができた。それがいつしか血となり、肉となってきた。二〇〇六年四月からは、「脳から始まる」とタイトルを改めて、連載を続けさせていただいている。

不思議なもので、継続しているうちに、次第にリズムのようなものができてくる。半ば無意識のうちに、「さて、今週のテーマは何にしよう」と思案している。生活している中で気付いたことがあったり、面白い人に出会ったり、ふと思い出したりすることがあると「今週のテーマはこれにしよう！」となんだかうれしい。趣向を決めただけで、もう半ば書けてしまった気分になるのは自分でも甘いとは思う。しかし、考えたテーマについて綴ることがもっぱら楽しい行為であるのは事実である。

もちろん、苦労が全くないわけではない。脳科学は日進月歩だが、様々な局面で出会う人生の機微に比べれば、まだまだ単純な事例しか扱うことができない。従って、経験科学としての脳研究と私たちの人生の浮沈を結びつけるには、独特の工夫がいる。毎回あれこれと考えているうちに、「臨床脳科学」とでも言うべき道筋が見えてきた。

毎回脳科学の成果を引用するわけではない。明示的に触れないこともある。その場合でも、隠し味として脳研究がある。何しろ、普段から脳についてよく考えている。文章の中で直接言及しなくても、最終的には結びついてしまうのである。

今のところ、臨床脳科学は隠し味として使うくらいが有効なようである。私たちの意識や思考、感覚や運動が、最終的には脳の働きに帰着することは事実である。かと言って、現時点で「脳科学ではこうだから」と決めつけてしまうことはつまらない。脳科学とは別に、人生そのものをしっかりと見つめなければならない。

人間の脳は、結局のところ何をたくらんでいるのか。生きることだけが目的なのか、それとも愛が大切なのか。人間は、なぜ真実や美を追い求めるのか。意識とはなにか。私たちは、いかにして学び、成長していくのか。

日常の様々な体験に照らして、脳を巡るこれらの本質的な問題を考えるのはとても楽しい。

そこで浮かび上がってくるのは、人間性の本質そのものを巡る問いである。

『読売ウイークリー』編集部の方々には日頃大変お世話になっている。一番最初に「脳の中の人生」の連載を提案、「脳から始まる」と改題した現在に至るまで担当してくださっている二居隆司さん。連載開始時の編集長としてご指導いただいた川人献一さん。川人さんに引き続いてお世話になっている重田育哉現編集長。これらの方々の温かいご支援がなければ、連載を続けてくることは困難であった。心から感謝します。

単行本化にあたっては、中央公論新社の濵美穂さんと岡田健吾さんに一方ならぬお世話になった。岡田さんの機関銃のように早口のトークに眩惑されながらも、濵さんの類い希な言語感覚に導かれて素晴らしい本にすることができた。お二人に深謝したい。また、連載のイラストに加え、単行本化にあたって若干のカットを妻の茂木ユーカリが描いてくれた。

脳は深い。人生も味わい深い。努力は、継続してこそ意味がある。蓄積していく中から、やがて光るものが生まれてくるのである。

二〇〇七年一一月　木枯らしが吹いたばかりの東京にて

茂木健一郎

初出

『読売ウイークリー』二〇〇六年八月一三日号から
二〇〇七年六月一〇日号掲載「脳から始まる」を収録。
「脳学事始」は書き下ろし。

中公新書ラクレ　264

それでも脳《のう》はたくらむ

2007年12月10日発行

茂木《もぎ》健一郎《けんいちろう》 著

発行者　早川準一
発行所　中央公論新社
〒104-8320
東京都中央区京橋2-8-7
電話　販売 03-3563-1431
編集 03-3563-3669
URL http://www.chuko.co.jp/

本文印刷　三晃印刷
カバー印刷　大熊整美堂
製　本　小泉製本

定価はカバーに表示してあります。
落丁本・乱丁本はお手数ですが小社販売部宛にお送りください。送料小社負担にてお取り替えいたします。

Published by CHUOKORON-SHINSHA, INC.
Printed in Japan

ISBN978-4-12-150264-3 C1210

中公新書ラクレ刊行のことば

世界と日本は大きな地殻変動の中で21世紀を迎えました。時代や社会はどう移り変わるのか。人はどう思索し、行動するのか。答えが容易に見つからない問いは増えるばかりです。1962年、中公新書創刊にあたって、わたしたちは「事実のみの持つ無条件の説得力を発揮させること」を自らに課しました。今わたしたちは、中公新書の新しいシリーズ「中公新書ラクレ」において、この原点を再確認するとともに、時代が直面している課題に正面から答えます。「中公新書ラクレ」は小社が19世紀、20世紀という二つの世紀をまたいで培ってきた本づくりの伝統を基盤に、多様なジャーナリズムの手法と精神を触媒にして、より逞しい知を導く「鍵《ラ・クレ》」となるべく努力します。

2001年3月